Ilse Weiß, Christoph Gasche

Ernährung bei Reizdarmsyndrom

maudrich. gesund essen

Ilse Weiß, Christoph Gasche

Ernährung bei Reizdarmsyndrom

maudrich

INHALTSVERZEICHNIS

VORWORT

Wenn die Mitte des Körpers nicht im Lot ist und auf die Nahrungsaufnahme Verdauungsbeschwerden folgen, kann einen das so richtig aus der Bahn werfen. Krämpfe, Durchfall, Verstopfung – wer hat das noch nicht erlebt? Doch wer sich tagein, tagaus mit Bauchschmerzen herumschlagen muss, dem kann die Lust aufs Essen leicht vergehen.

Wenn der Darm reizt, kann der Alltag beschwerlich werden. Umfragen zufolge leiden bis zu 10 % der Bevölkerung in Deutschland, Österreich und der Schweiz an regelmäßig wiederkehrenden Verdauungsbeschwerden. Patienten wenden sich an den Hausarzt, der dann häufig zum Internisten oder gleich zum Gastroenterologen überweist. Wenn aber bei einer folgenden Darmspiegelung nichts gefunden wurde und man sich wieder beim Hausarzt einfindet, stellt sich die Frage: Was nun?

Dieses Buch gibt Antwort auf solche Fragen: Es ist für Betroffene mit Reizdarmsyndrom und deren Angehörige geschrieben. Medizinische Hintergrundinformationen ermöglichen das Verständnis der Verdauungsfunktionen, helfen Symptome zu deuten und richtige Maßnahmen zur Vermeidung bzw. Bekämpfung derselben zu setzen. Eine wissenschaftlich getestete Diät (arm an FODMAPs, d. h. Kohlenhydraten bzw. Zuckerverbindungen, die allesamt schwer vom Darm aufgenommen oder abgebaut werden) wird vorgestellt, begleitet von zahlreichen Tipps für die praktische Umsetzung und vor allem vielfältigen Kochrezepten für eine verträgliche, aber auch abwechslungsreiche und schmackhafte Ernährung.

Wien,
im Dezember 2014

Christoph Gasche,
Ilse Weiß

WIE FUNKTIONIERT UNSERE VERDAUUNG?

Patienten mit Reizdarmsyndrom haben viele Fragen, die von den meisten Ärzten unbeantwortet bleiben, teils aus Zeitgründen, oft aber aus Unwissen über Ursache und Wirkung.

Was passiert mit der Apfelspalte, die ich gerade in den Mund stecke? Wieso sind die Produkte meiner Verdauung nicht immer gleich?

Am Anfang der Verdauung steht der **Mund** mit den **Zähnen** als Kauwerkzeug, das zur Zerkleinerung fester Nahrung dient. Gutes Kauen und Einspeicheln der Nahrung ist wichtig, damit der Abgang in die nächste Ebene funktioniert.

Beim Schluckvorgang wird die zerkaute und eingespeichelte Apfelspalte an der Luftröhre vorbei direkt in die Speiseröhre transportiert.

Die **Speiseröhre** (Ösophagus) ist ein 25 bis 30 cm langer Schlauch, der die Funktion hat, den Nahrungsbrei in den Bauchraum zu transportieren.

Vorbei an Luftröhre, Bronchien, Lunge und Herz, entlang der Hauptschlagader, geht es unterhalb des Zwerchfells weiter direkt in den Magen.

Nur ein bis zwei Sekunden braucht die Apfelspalte für diesen Weg.

Das Gewebe der **Speiseröhre** ist muskulös. Die Schleimhaut ist der im Mund ähnlich; sie ist aus platten Zellverbänden (Plattenepithel) aufgebaut, die sich dachziegelartig überlappen und so einen dichten inneren Schutz aufbauen. Diesem Schlauch folgt ein Sack oder Beutel: der **Magen**.

Im Magen verbleibt die Apfelspalte über die nächsten Stunden, wird in ein Säurebad gelegt und zerfällt.

Im Magen ist konzentrierte Salzsäure am Werk. Der pH-Wert des Magensafts liegt zwischen 1 und 2, das ist so sauer, dass man sich den Finger verätzen würde, wenn man ihn in den Magen stecken könnte. Neben der Säure produziert der Magen die ersten Verdauungsenzyme. Dazu zählt Pepsin, das dabei hilft, Eiweißhüllen zu knacken.

Pepsin hilft auch dabei, die gekaute Apfelspalte in kleine Bestandteile zu zerlegen.

Eine weitere Besonderheit im Magen: Die Schleimhaut ändert sich. Anstelle des Plattenepithels, wie es noch in der Speiseröhre vorkommt, besteht der Magen aus einem einschichtigen Zylinderepithel. Es gibt von hier an im gesamten Verdauungstrakt nur noch eine Zellschicht, die aus Milliarden winziger, nebeneinander aufgereihter Zylinder besteht.
Das hat Vor- und Nachteile. Naturgemäß überwiegen die Vorteile: Nahrungsbestandteile können diese einzelne Zellschicht einfacher passieren, entweder durch die Zellen über einen aktiven Transportvorgang oder passiv, indem sie zwischen den Zellen hindurchschlüpfen. Als Nachteil muss angeführt werden, dass eine Barrierefunktion von einer einzigen Zellschicht schwerer zu gewährleisten ist als von einem Dachziegelsystem wie in der Speiseröhre.
Magen und Darm sind im wahrsten Sinne porös. Stirbt eine einzige Zelle ab, so entsteht an der Stelle ein winziges zylinderförmiges Loch, das schnell gestopft werden sollte. Anderenfalls hat die Schutzschicht ein Leck. Kein Wunder also, dass der menschliche Körper die meisten Abwehrzellen im Magen-Darm-Trakt bereitstellt, da hier auch der engste Kontakt zu unserer Umwelt stattfindet. Nahrung ist naturgemäß

nicht steril, sondern mit Viren, Bakterien, Pilzen und Parasiten verunreinigt, so wie es eben in der Natur vorkommt und wie es der menschliche Körper seit über einer Million Jahre gewohnt ist.

Unser Magen – eine Waschmaschine im Vorwaschgang

Der Magen arbeitet wie eine Waschmaschine im Vorwaschgang: Mal ruht er, mal bewegt er sich, schiebt die Nahrung nach vorn und wieder nach hinten, sodass sich der Magensaft gut auf den Speisebrei verteilt, ihn durchmischt und in diesen einziehen kann. Die Bewegungen finden nicht kreisförmig statt, sondern vorwärts und rückwärts. Im Vergleich zur muskulösen Speiseröhre ist der Magen nun ein mit Testosteron gestählter Bodybuilder. Die Muskulatur vor dem Magenausgang (das sogenannte Antrum) zerquetscht alles, was sich ihr in den Weg stellt.

So wie Hunde wären eigentlich auch wir Menschen imstande, Knochen zu verdauen: Erst wird das Kalzium im Säurebad aus der Knochenmatrix gelöst, der gelartige Rest wird dann vom Antrum geknetet, bis er in alle Einzelteile zerfällt. Zum Glück beziehen wir Menschen unser Kalzium nicht (mehr) aus Knochen, sondern vielmehr aus Milchprodukten, Obst und Gemüse. Trotzdem ist dieser wichtige Verdauungsvorgang nicht überflüssig geworden.

Es mag unglaublich erscheinen, wie sich Knochen in Brei verwandeln können; so kann man sich aber auch die Verdauung von Fleisch oder Gemüse leichter vorstellen: Auch hier spielt die Säure eine wesentliche Rolle, indem sie v. a. faserreiches Gemüse aufspaltet und zerlegt. So kann beispielsweise Eisen aus Salatblättern oder das Fett vom Fleisch gelöst werden. Denn nur im gelösten Zustand können Eiweiß, Fett, Kohlenhydrate und Co vom Körper aufgenommen werden.

Unsere Apfelspalte ist nun nicht wiederzuerkennen, sie gleicht eher Apfelmus. Die Schale hat sich abgelöst bzw. ist das Fruchtfleisch unter der Schale in kleinste Krümel zerfallen; nur noch kleine Teile der Schale sind intakt.

Der Waschvorgang ist mit dem Aufschließen des Nahrungsbreis noch nicht zu Ende. Die Nahrung ist üblicherweise nicht steril, sondern, wie bereits angemerkt, voll von Viren, Bakterien, Schimmelpilzen und manchmal auch Parasiten. Dieser Schädlinge nimmt sich der Magen an. Der Kontakt mit Säure ist für die meisten Keime tödlich; nur wenigen gelingt es, das Säurebad des Magens zu überleben.

Was übrigens für den Magen schwer verdaulich ist, kann für den Darm ein Kinderspiel darstellen. Das trifft vor allem auf Fleisch zu. Wer kennt nicht das lang andauernde Völlegefühl nach einem großen Rindersteak? Dieses kann bis zu 12 Stunden oder sogar länger im Magen liegen, bis es vollständig verdaut ist. Im Dünndarm ist es aber leicht möglich, das Steak bis in alle Einzelteile zu zerlegen und mehr oder weniger vollständig aufzunehmen. Der Dickdarm hat damit nichts mehr zu tun.

Was ist eine Gastritis?

Die Bewegungen im Magen kann man eigentlich nicht spüren. Dem ist nur so, wenn der Magen schmerzt, was aber einzig bei einem Magengeschwür (dem sogenannten Ulcus ventriculi) der Fall sein sollte.

Schmerzt der Magen, ohne dass ein Geschwür vorliegt, spricht man von **Reizmagen**, auch Non-Ulcer-Dyspepsie (NUD) oder funktionelle Dyspepsie genannt.

Manche Ärzte bezeichnen diesen Schmerzzustand auch als „Gastritis“, was aber nicht ganz exakt ist, da eine Gastritis normalerweise nicht schmerzhaft sein sollte. Das mag nicht logisch erscheinen, ist aber von der Natur durchaus so gewollt. Die Diagnose Gastritis obliegt eigentlich nur dem Pathologen, der die Gewebeproben nach einer Magenspiegelung (Gastroskopie) unter dem Mikroskop untersucht.

Spiegelung des Mageneingangs

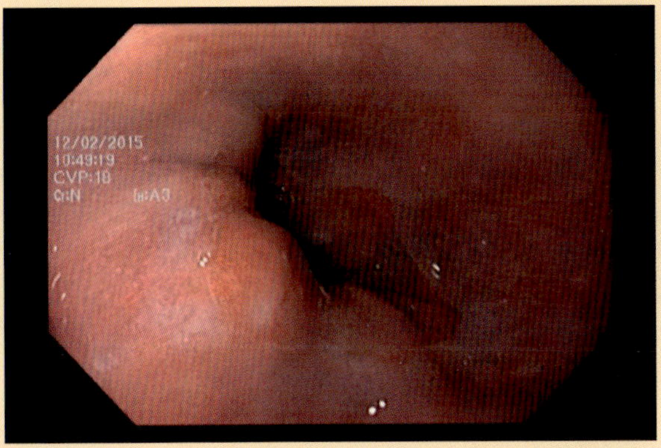

Aus der Pathologie stammt auch die folgende Klassifikation für die Gastritis:

- **A-Gastritis** steht für autoimmun (bei weniger als 1 % der Bevölkerung).
- **B-Gastritis** steht für bakteriell (durch Helicobacter pylori bei ca. 15–20 % der Bevölkerung).
- **C-Gastritis** steht für chemisch-toxisch (bei über 80 % der Bevölkerung).

Unter 100 Gewebeproben, die routinemäßig bei einer Gastroskopie entnommen und mikroskopisch untersucht werden, findet sich nur etwa eine, die von Pathologen als „normal" bezeichnet wird. Geht es also nach den Pathologen, hat praktisch jeder von uns eine Gastritis – ein Befund, der aller Wahrscheinlichkeit nach nicht stimmen kann. Denn mit Gastritis wird eine Magenentzündung bezeichnet. Der Pathologe diagnostiziert das anhand der Ansammlung von Entzündungszellen in der Magenschleimhaut. Man hat aber bereits im Normalzustand schon sehr viele dieser Entzündungszellen. Auch eine geringe chemisch-toxische Schädigung findet sich in jedem Magen, der genug Magensäure produziert. Unter

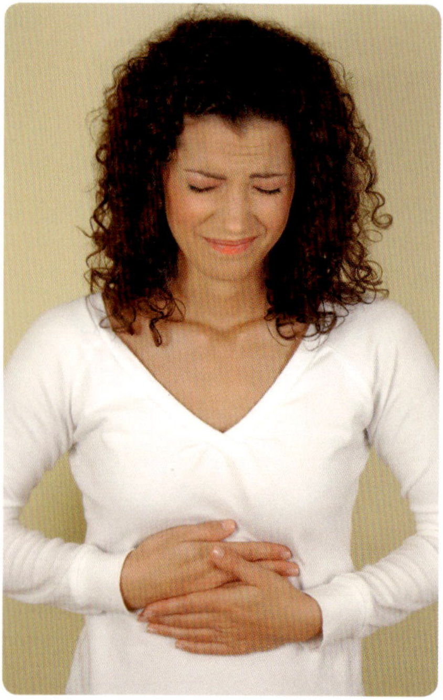

Gastritis werden also viele Zustände subsummiert, die oft gar keine Gastritis sind. Eine akute Gastritis ist meist viral bedingt und geht üblicherweise mit Erbrechen einher. Die chronische B-Gastritis durch Infektion mit Helicobacter pylori führt in den meisten Fällen zu keinen schmerzhaften Symptomen, außer es entstehen erosive (auf die oberste Zellschicht begrenzte) Schleimhautdefekte.

Davor sind Patienten mit A-Gastritis vollkommen geschützt. Was den Magen betrifft, sind sie trotz Gastritis praktisch immer beschwerdefrei. Bei A-Gastritis kommt es durch eine Autoimmunreaktion zum Umbau der Magenschleimhaut und Verlust der Säureproduktion. Dieser Säuremangel hat positive und negative Folgen. Zum einen kommt es ohne Säure nie zu Sodbrennen (Refluxösophagitis), denn ohne Säure gibt es auch kein saures Aufstoßen. Zum anderen kann durch mangelnde Säureproduktion im Magen Eisen nicht entsprechend aus der Nahrung gelöst werden und es entsteht Eisenmangel. Bei A-Gastritis kommt es außerdem zu einem Mangel am Intrinsic-Faktor, einem speziell von Magenschleimhautzellen gebildeten Eiweißstoff, der für die Aufnahme von Vitamin B12 aus der Nahrung notwendig ist. Die Folge von zu wenig gebildetem Intrinsic-Faktor ist ein Vitamin-B12-Mangel, was wiederum zu einer speziellen Form einer Blutbildungsstörung (der sogenannten perniziösen Anämie) und neurologischen Symptomen führt. Diese A-Gastritis verursacht also keine Schmerzen, Krämpfe, Brechreiz, Sodbrennen, sondern geht lediglich mit einem Eisen- und Vitaminmangel einher. Beides lässt sich durch Infusionen bzw. Injektionen gut ersetzen bzw. ausgleichen.

Was passiert nach dem Magen?

Der Verdauungstrakt

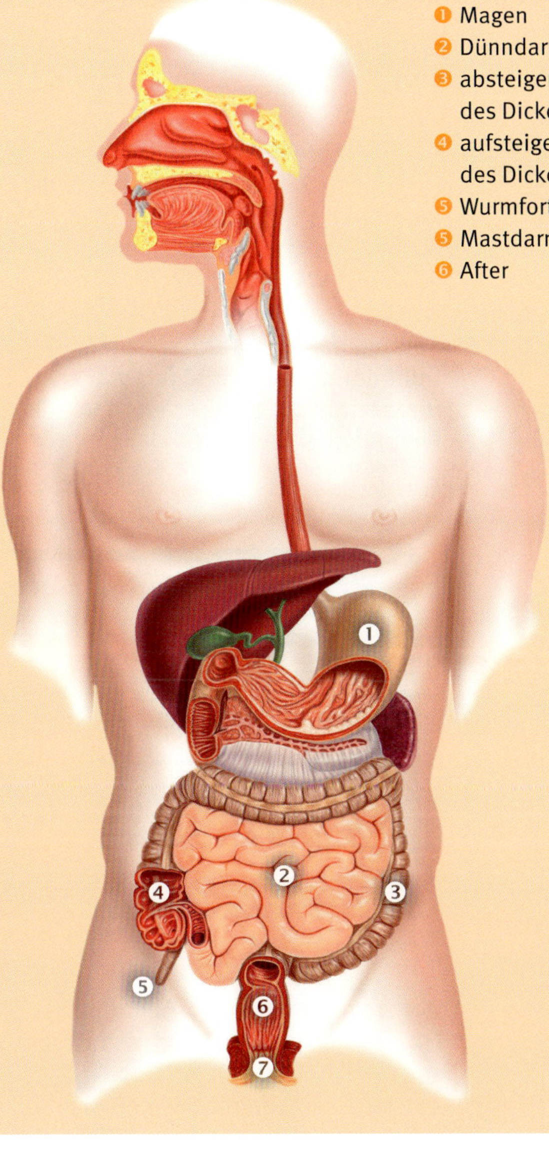

1. Magen
2. Dünndarm
3. absteigender Teil des Dickdarms
4. aufsteigender Teil des Dickdarms
5. Wurmfortsatz
5. Mastdarm
6. After

Durch den Dünndarm: Zwölffingerdarm, Jejunum und Ileum

Nichts verlässt den Magen, was nicht für die Verdauung bestimmt ist. Der Zwölffingerdarm heißt so, weil er so lange ist, wie zwölf Finger breit sind. Hier verändert sich der Magensack wiederum in einen Schlauch mit ca. 2 cm Durchmesser; der Nahrung geht es ans Eingemachte: Gallen- und Bauchspeicheldrüsensaft werden im Zwölffingerdarm mit dem Speisebrei vermengt. Das Sekret der Bauchspeicheldrüse bedingt auch, dass der Säuregehalt sprunghaft abfällt, auf einen pH-Wert von zumindest 4 bis 5 (was verdünntem Speiseessig entspricht). Von hier an sinkt der Säuregehalt des Nahrungsbreis, bis er am Ende des Dünndarms einen pH-Wert von etwa 6 bis 7 erreicht. Bis dorthin ist es aber ein noch etwa zwei bis drei Meter langer Weg:

Spiegelung des Zwölffingerdarms

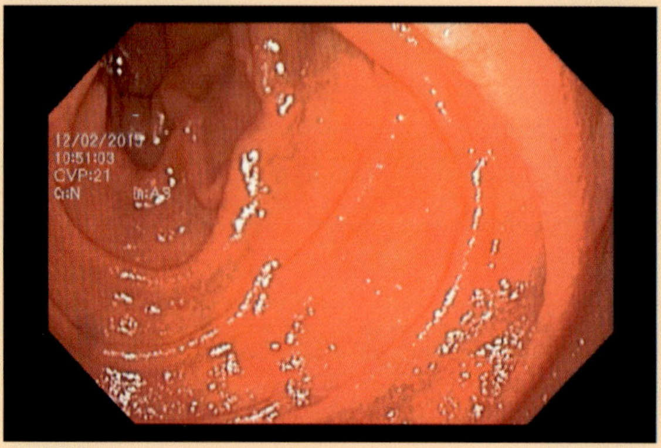

Der erste Dünndarmabschnitt ist der Zwölffingerdarm (ca. 25 cm lang), gefolgt vom Jejunum (ca. 80 bis 100 cm lang) und dem Ileum (ca. 150 cm lang). Diese Längenangaben beziehen sich auf den lebenden Darm, so wie er in unserem Körper wurmähnlich gefal-

tet liegt und durch seinen Muskeltonus zusammengezogen ist. Nach dem Tod und Verlust des Muskeltonus kann der Dünndarm bis zu 10 Meter auseinandergezogen werden, bis alle Falten verschwinden. Zusätzlich zu den Falten, die man gut mit bloßem Auge sehen kann, hat der Dünndarm auch **Zotten**, die man erst unter der Lupe erkennt. Diese Zotten sind wie dichte Tentakel einer Seeanemone, die sich fortwährend im Verdauungssaft bewegen. Jede dieser Zotten ist mit einer Schicht Zylinderepithel bekleidet, wodurch sich die Oberfläche deutlich vergrößert. Dadurch kann die Nahrung besser aufgenommen werden.
Jede einzelne Zylinderepithelzelle hat auf der Oberfläche sogenannte Mikrovilli, also Zellfortsätze, die wie die Zähne eines Kammes aussehen und erst mit einem hoch auflösenden Mikroskop erkannt werden können. Auch die **Mikrovilli**, dienen der Oberflächenvergrößerung. Würde man die Mikrovilli, Zotten und Falten auseinanderziehen, könnte man einen menschlichen Darm auf knapp 200 Quadratmeter ausbreiten, was in etwa der Größe eines Tennisspielfelds entspricht. Daran erkennt man auch, wie groß die Schleimhautoberfläche im Dünndarm ist.

Der Zwölffingerdarm ist also der erste Abschnitt des Dünndarms und quasi die Pufferzone nach dem Säurebad. Im Anschluss geht es weiter ins Jejunum und Ileum. Der Dünndarm sieht nicht nur aus wie ein dicker Regenwurm, auch die Bewegungen des Dünndarms ähneln denen eines Wurms: Tag und Nacht kommt es zu Kontraktionswellen, die den Inhalt kontinuierlich weitertransportieren. Der Speisebrei braucht nur etwa 30 Minuten bis hin zu 2 Stunden, je nach Konsistenz und Inhalt, bis er an der Ileozökalklappe in den Dickdarm weitergegeben wird.

In dieser Zeit werden der Apfelspalte praktisch alle Nährstoffe entzogen: Kohlenhydrate wie Fruchtzucker, ein bisschen Eiweiß und auch Fette. Das funktioniert über Aufspaltung in winzige Moleküle durch die Sekrete der Bauchspeicheldrüse und durch die Galle.

Die Galle ist übrigens auch für die Braunfärbung des Stuhls verantwortlich. Würde die Galle nicht fließen, wäre der Stuhl hell, manchmal fast weiß. Die Sekrete der Bauchspeicheldrüse und Galle vereinigen sich mit dem Speisebrei im Zwölffingerdarm, also ganz am Anfang, sodass genug Zeit bleibt, dass diese Sekrete die Nahrung in winzige Einzelteile aufspalten, die letztendlich in den Körper aufgenommen werden.

Dickdarm – das Colon

Der Dickdarm ist ein gemütlicher Geselle. Er bewegt sich nicht kontinuierlich wie der Dünndarm, sondern nur einige Male jeden Tag, nachts praktisch nie. Deshalb muss man nachts üblicherweise auch nicht auf die Toilette.

Die Bewegung des Dickdarms wird durch bestimmte Reize ausgelöst. Einer dieser Reize ist der Gastro-Colische-Reflex: Wenn sich der Magen füllt, wie zum Beispiel beim Frühstück, kommt der Dickdarm in Bewegung und löst einen Stuhlgang aus. Daher muss man nach dem Frühstück in der Regel auf die Toilette.

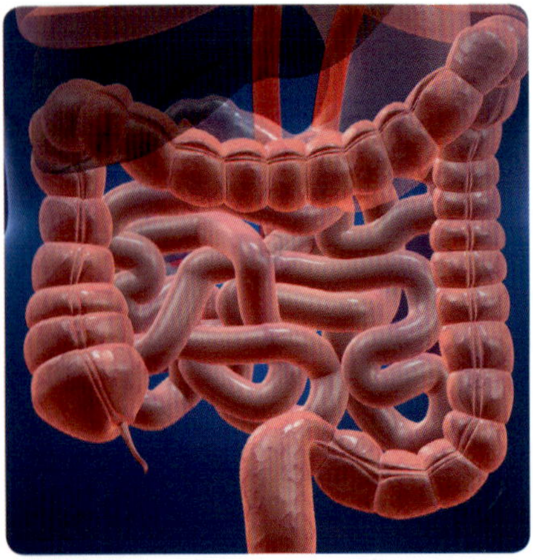

In Wahrheit ist der Dickdarm faul. Er hängt wie ein Rahmen um den Dünndarm, kreist diesen praktisch ein und endet mit dem Enddarm (Rektum) am Schließmuskel, dem Anus. Im Dickdarm wird der Speisebrei durch Gärung weiter zerlegt. Ballaststoffe bzw. Faserstoffe, zum Beispiel resistente Stärke, können von Verdauungsenzymen nicht angegriffen werden und landen unverdaut im Dickdarm. Das wären zum Beispiel die Schale oder Kerne eines Apfels. Der Dickdarm zersetzt diese

Ballaststoffe mithilfe von Bakterien. Diese Bakterien wiederum haben den menschlichen Dickdarm zu ihrer Heimat bestimmt, fühlen sich dort wohl und freuen sich über alles, das unverdaut aus dem Dünndarm ankommt. Hier gärt es, dabei wandeln verschiedene Bakterien diese Überbleibsel aus dem Nahrungsbrei in einfache Fettsäuren um, die vom Dickdarm aufgenommen werden. Ansonsten entsteht bei der Gärung Gas, das wir allzu gut kennen, denn es wird durch den Auspuff nach außen geleitet, ein Furz, der mehr oder weniger stinkt.

Spiegelung des Rektums

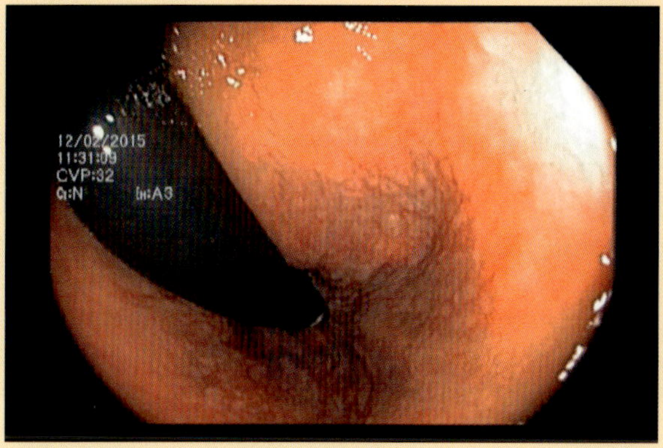

Furzen ist gesund und ein Zeichen guter Ernährung. Je mehr Ballaststoffe bzw. Faserstoffe im Dickdarm ankommen, desto mehr furzen wir. Diese Ballaststoffe sind Bestandteil von Salat, Gemüse, Obst und Vollkornprodukten, also den Dingen, die als „gesunde Nahrung“ empfohlen werden.

Mikrobiota

Die Bakterien im Dickdarm sind wie eine eigene Welt in uns. Forscher haben berechnet, dass im Darm mehr Bakterien sitzen, als wir Körperzellen haben.

Die Gesamtheit der Darmbakterien wird heute als **intestinale Mikrobiota** bezeichnet. Der Begriff Darmflora sollte nicht mehr verwendet werden, da es sich nicht um eine Pflanzenwelt in unserem Darm handelt. Das **Mikrobiom** ist die Gesamtheit aller Bakterien, die in uns leben.

Die meisten Bakterien leben im Dickdarm, was nicht heißen soll, dass Magen und Dünndarm steril sind. Im Gegenteil, die Bakterien landen ja nur im Dickdarm, wenn sie die Passage durch den Magen und Dünndarm überleben. Im Unterschied zu den anderen Darmabschnitten kann sich die Mikrobiota aber im Dickdarm einnisten, dort heimisch werden und sich vermehren.
Die erste Besiedelung findet im Rahmen des **Geburtsvorgangs** statt. Dabei gelangen die mütterlichen Keime ins Neugeborene, ein Vorgang, der aber nur bei einer spontanen, also vaginalen Geburt funktioniert. Beim Kaiserschnitt wird das Baby steril aus der Gebärmutter geborgen und diese wichtige Initialzündung findet nicht statt. Die zweite Phase der Besiedelung wird durch **Stillen**, also durch die Muttermilch und durch direkten Hautkontakt, ermöglicht. Laktobazillen sind für die Entwicklung des kindlichen Verdauungsorgans sehr wichtig.

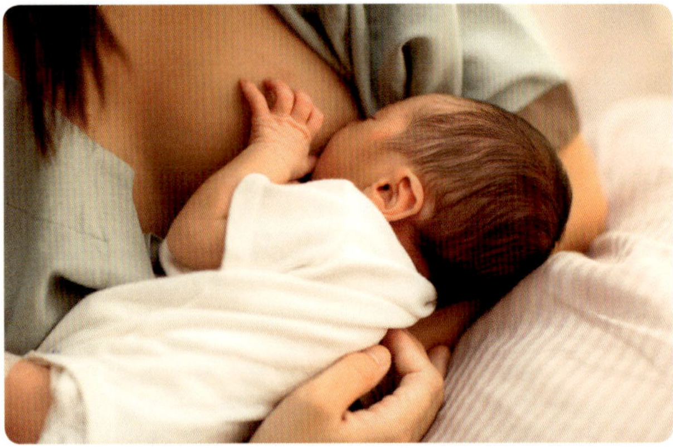

Aus diesem Grund treten vor allem Kinderärzte seit rund fünfzig Jahren für die Unterstützung junger Mütter in Bezug auf das **Stillen** ein. Die Lebensmittelindustrie hatte damals nämlich Babynahrung als milliardenschweren Markt entdeckt und seither den Frauen nur die Vorzüge von Fertignahrung bzw. Muttermilchersatzprodukten in Werbung und Propagandamaßnahmen aufgezeigt. Stillen hat aber nachhaltige Effekte auf die Gesundheit des neuen Erdenbürgers. Milchersatzprodukte nehmen zwar jenen Müttern, deren Brüste keine Milch hergeben, die Sorge, dass ihr Kind verhungern muss. Aber sie sollten wirklich nur im Notfall eingesetzt werden und sind kein gleichwertiger Ersatz.

In den ersten zwei bis drei Lebensjahren sollte die Besiedelung des Darms mit Bakterien abgeschlossen sein. Die Übertragung der Darmflora ist aber in keiner Lebensphase wirklich beendet.

Unser Darm als großer Teich

Unseren Darm kann man sich wie einen großen Teich vorstellen, mit Zufluss und Abfluss, in dem hunderte unterschiedliche Fischarten heimisch sind. Der laufende Zufluss sorgt für Nährstoffe, bringt aber auch neue Larven, die sich einnisten können. Es ist ein dynamischer Prozess, in dem jeder Fisch seine Nische und Funktion hat. Gifte im Zufluss können zum großen Fischsterben führen.

Ähnlich empfindlich wie ein Fischteich ist auch unser Darm. Auch hier existieren nebeneinander verschiedene Bakterienarten, die sich im Dickdarm vermehren und die unser Wohlbefinden beeinflussen.

In den letzten zehn Jahren haben sich Forscher intensiv mit diesem **Bakteriengemisch** im Darm beschäftigt. Die Voraussetzung dafür war ein technologischer Sprung: Darmbakterien waren früher nur mittels spezieller Kulturverfahren nachweisbar. Die meisten der Bakterien wachsen aber nur unter streng anaeroben Bedingungen, was sich außerhalb des Darms schlecht gewährleisten lässt. Dadurch konnte früher nur ein kleiner Teil der vielfältigen Mikrobiota nachgewiesen werden. Über 80 % der Mikrobiota waren bis zum Einsatz moderner genbasierender Testverfahren unbekannt.

Eine gesunde Darmmikrobiota zeichnet sich durch Vielfältigkeit aus: 200 bis 500 unterschiedliche Keime sollten es schon sein. Bei praktisch jeder Darmerkrankung, also auch beim Reizdarmsyndrom, kommt es zu einer Reduktion dieser Vielfalt. Unser inneres Ökosystem ist ähnlich empfindlich wie der oben genannte Teich: Was in den Mund kommt und geschluckt wird, landet auch im Darm. Das ist der Zufluss, der sich entscheidend auf die Zusammensetzung der ansässigen Mikrobiota auswirkt.

Solche Veränderungen der Zusammensetzung passieren schnell: Forscher der Harvard-Universität konnten 2014 zeigen, dass diätische Veränderungen eine unmittelbare Auswirkung auf die Zusammensetzung und Stoffwechselaktivität der Mikrobiota haben. Eine Fleischdiät vermehrt galletolerante Mikroorganismen (Alistipes, Bilophila und Bacteroides) und reduziert die Menge an Firmicutes, die Pflanzenpolysaccharide verdauen (Roseburia, Eubacterium rectale und Ruminococcus bromii). Diese Untersuchungen zeigen eines klar auf: **Du bist, was du isst.**

Darmbakterien werden in unterschiedliche Stämme eingeteilt. Diese sind vor allem Firmicutes, Bacteroides, Proteobacteria, Actinobacteria, Fusobacteria und Verrucomicrobia. Diese wiederum verzweigen sich in unterschiedliche Klassen, Ordnungen, Familien, Gattungen und Arten. Diese komplizierte Hierarchie zeigt die Komplexität der kleinen Welt in uns auf.

Martin J. Blaser von der New York University meint, dass durch **zunehmende Hygiene und häusliche Sauberkeit** die Übertragung dieser Stämme seit etwa hundert Jahren nur unvollständig erfolgt. Daher wird befürchtet, dass einige Gattungen und Arten bereits ausgestorben sind (Hypothese über das Aussterben der Mikrobiota). Die häufige Anwendung von Antibiotikatherapie, besonders in der frühen Kindheit, trägt das Ihre dazu bei.

Sogar das in unserer Gesellschaft zunehmende Übergewicht lässt sich durch eine an Vielfalt reduzierte Mikrobiota auslösen. Kinder, die in den ersten sechs Lebensmonaten Antibiotika erhalten oder durch Kaiserschnitt auf die Welt gebracht werden, haben auch ein erhöhtes Risiko, im späteren Leben übergewichtig zu werden.

Das Phänomen kennt man längst aus der Hühner- und Masttierzucht. Die Tiere bekommen **Antibiotika** zum Futter in niedriger Konzentration zugemischt, was zu einer größeren Produktmasse führt. Diese Zunahme der Produktmasse erklärt sich vor allem durch eine Zunahme an Fettgewebe. Das Forschungsteam um Blaser konnte zeigen, dass niedrig dosiertes Penizillin in den ersten Lebenstagen bei Mäusen (in Kombination mit fettreicher Nahrung) zu krankhafter Fettsucht führt. Dieses Krankheitsbild kann auch bei unbehandelten Mäusen durch Übertragung der veränderten Mikrobiota ausgelöst werden.

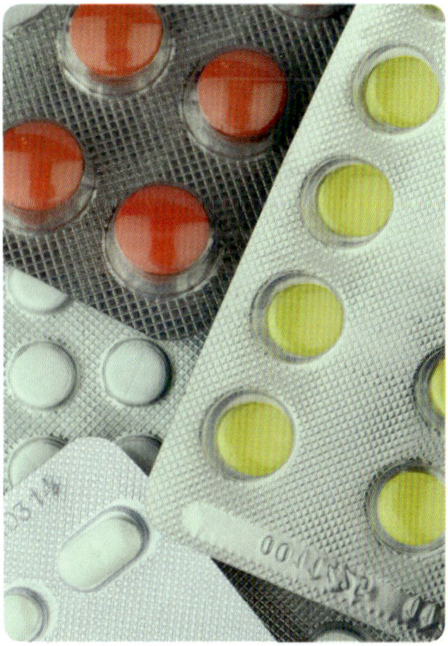

Eine bestimmte Zusammensetzung der Darmbakterien ist also auch für die Zunahme an Übergewichtigen in den USA und in Europa verantwortlich. Weitere Zusammenhänge zwischen Mikrobiota und speziellen Krankheitsbildern wurden beschrieben (siehe Tabelle).

Erkrankungen im Zusammenhang mit einer veränderten Mikrobiota
Übergewicht
Typ-2-Diabetes
chronisch entzündliche Darmerkrankungen
Reizdarmsyndrom
Darmkrebs
koronare Herzerkrankung
Allergien
Depression und Angststörung
Autismus

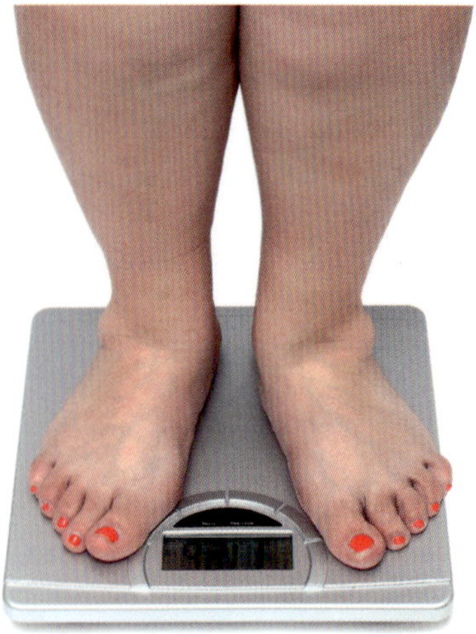

2011 wurden von einer europäischen Forschergruppe verschiedene Enterotypen, also bestimmte Zusammensetzungen von Darmbakterien, beschrieben. Insgesamt lässt sich die menschliche Mikrobiota in drei solcher Enterotypen unterteilen. Jeder Mensch hat eine diesen drei Typen zugehörige Zusammensetzung: Entweder ist Bacteroides die vorherrschende Gattung oder Prevotella oder Ruminococcus. Es ist noch nicht sicher, ob einer der Enterotypen für bestimmte Krankheiten anfälliger ist.

Die zehn Merkmale einer gesunden Mikrobiota

1.	Alle Säugetiere haben eine kommensale Mikrobiota, die von und mit ihrem Wirtsorganismus lebt.
2.	Die Mikrobiota wird initial von der Mutter im Geburtskanal übertragen.
3.	Die grobe Zusammensetzung ist nach zwei bis drei Jahren vollständig, kann sich aber lebenslang verändern.
4.	Sie organisiert sich mit Abstand zur Schleimhaut (die Mikroorganismen sind in einer Schleimschicht, dem Biofilm, angesiedelt).
5.	Sie ist vielfältig (Diversität).
6.	Sie zerlegt komplexe Stärken (Verdauungsfunktion).
7.	Sie versorgt die Darmschleimhaut mit Energie (Buttersäure).
8.	Sie wird vom Wirt, also uns Menschen, toleriert (Immuntoleranz).
9.	Sie beeinflusst den Gesundheitszustand (Darm, Immunabwehr, Körpergewicht, Allergie).
10.	Sie wird durch alles, was geschluckt wird (Nahrung, Getränke, Medikamente etc.), beeinflusst.

Bedeutung der Darmschleimhaut

Die **Darmschleimhaut** heißt so, weil sie zwischen Magen und Enddarm eine kontinuierliche Schleimschicht produziert. Dieser Schleim schützt den Magen vor Magensäure, den Dünndarm vor Gallen- und Bauchspeicheldrüsensekreten und den Dickdarm vor einem Angriff durch die Darmbakterien.
Die Schleimschicht hat also eine Barriere- und Schutzfunktion. Ist die Schleimbildung gestört, kommen Darmbakterien in direkten Kontakt mit Zellen des Dickdarms und können dort eine Immunreaktion auslösen. Es gibt Bakterien, die den menschlichen Schleim fressen, sogenannte Schleimfresser. Darmbakterien leben also nicht nur von dem, was an Nahrung in den Dickdarm kommt, sondern auch von direkt menschlichen Produkten.

Die **Bedeutung der Schleimschicht** wird einem bewusst, wenn man sich näher ansieht, wie man bei Labormäusen eine chronische Darmentzündung auslösen kann. Dazu braucht man nur ein Detergens (wie z. B. ein Geschirrspülmittel) namens DSS („Dextran Sodium Sulphate"), das den Mäusen einige Tage lang ins Trinkwasser gemischt wird. DSS zerstört die Schleimschicht, und schon entsteht eine Entzündungsreaktion ähnlich wie bei Colitis ulcerosa. Zwar kommt DSS nicht in sauberem Trinkwasser vor, doch gibt es jede Menge chemischer Substanzen in der Nahrung, die ähnliche Effekte haben können: Spülmittelreste („Klarspüler") am Geschirr und Topf sowie Emulgatoren in diversen Produkten können bei empfindlichen Personen den Darm zumindest reizen.

REIZDARMSYNDROM – ENTSTEHUNG UND FORMEN

Ist beim Reizdarmsyndrom der Dünndarm oder der Dickdarm gereizt?

Noch vor rund 25 Jahren war das Reizdarmsyndrom dadurch gekennzeichnet, dass meist junge Personen bei Aufregung (zum Beispiel vor Prüfungen oder Schularbeiten) dringend auf die Toilette mussten und sich dort, begleitet von Bauchkrämpfen, heftig entleerten. Bei Erwachsenen war diese Art von Reizdarmsyndrom selten zu finden, denn Prüfungen sind naturgemäß mit Abschluss der Ausbildung zu Ende – und damit auch diese Beschwerden. Dieses „Sich-vor-Angst-in-die-Hose-Machen" ist eine normale körperliche Reaktion auf Stress und entspricht einer Fluchtreaktion, wie sie auch bei Tieren beobachtet wird. Psychische Anspannung spielt also, was die Verdauung anbelangt, eine große Rolle.

In den 1990er-Jahren hat sich das Krankheitsbild, ausgehend von den USA, neu definiert. Nun waren es vermehrt erwachsene Patienten, die regelmäßig über Verdauungsprobleme klagten, entweder Durchfall, Verstopfung oder Bauchkrämpfe. Mit den Rom-Kriterien (siehe Tabelle auf S. 29) wurden später diagnostische Leitfäden definiert, anhand derer Patienten mit Reizdarmsyndrom diagnostiziert werden. Eine richtige Diagnose setzt voraus, dass keine offensichtlichen Veränderungen im Bauchraum die Symptome erklären können (Ausschlussdiagnose).

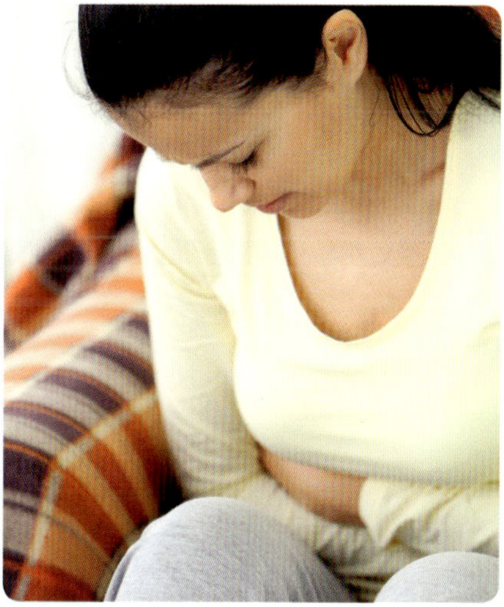

Untersuchungen für Ausschlussdiagnosen

Für **Ausschlussdiagnosen** ist es notwendig, zumindest folgende Untersuchungen durchzuführen:

1. eine Darmspiegelung zum Ausschluss von Darmentzündung, Divertikelkrankheit oder Polypen bzw. Darmkrebs,
2. eine Magenspiegelung zum Ausschluss von Magengeschwüren, Magenkrebs oder Zöliakie,
3. eine Ultraschalluntersuchung des Bauches zum Ausschluss von Erkrankungen der Leber, Gallenblase (Gallenblasensteine), Bauchspeicheldrüse, Milz, Nieren, Gebärmutter und Eierstöcke,
4. Blutuntersuchungen mit Blutbild, Leberenzymen, Elektrolyten, Nierenwerten etc. zum Ausschluss anderer internistischer Erkrankungen wie Lebererkrankungen, hormoneller Störungen (Schilddrüse) oder Allergien.

Ergänzend können H2-Atemtests zum Ausschluss von Laktoseintoleranz, Fruktosemalabsorption bzw. Dünndarmfehlbesiedelung durchgeführt werden.

Wichtig ist auch, ob bereits Operationen im Bauchraum durchgeführt wurden. Operationen könnten jedenfalls Verwachsungen des Bauchfells hinterlassen haben. Solche Verwachsungen gibt es in unterschiedlicher Intensität. Manchmal sind es nur einzelne Bindegewebsstränge, die von einer Darmschlinge zur nächsten ziehen, in anderen Fällen können das komplett verwachsene Darmschlingen sein, wo sowohl die Darmbewegung als auch die Darmdurchblutung gestört sind. Durch die moderne sogenannte Knopflochchirurgie sollte die Ausbildung solcher Verwachsungen (auch Briden genannt) nach Operationen reduziert sein. Jede Eröffnung oder Entzündung des Bauchfells hinterlässt aber die eine oder andere Bride. Wenn diese Narbenzüge den Darm in seiner Beweglichkeit einschränken, führt das zu Bewegungsstörungen und Schmerzen. Das ist allerdings nicht, was man unter Reizdarm versteht.

Rom-III-Kriterien des Reizdarmsyndroms

Alle Schmerzen im Bauchraum oder Unwohlsein innerhalb der letzten drei Monate über mindestens drei Tage pro Monat (die nicht in einer Folge sein müssen) mit zumindest zwei der hier angeführten Eigenschaften:

- Linderung der Beschwerden durch Stuhlgang
- Beginn der Beschwerden verbunden mit einer Veränderung der Stuhlfrequenz
- Beginn der Beschwerden verbunden mit einer Veränderung der Stuhlkonsistenz

Gleichzeitig liegen keine offensichtlichen Veränderungen im Bauchraum vor, die die Symptome erklären können.

Darmsonografie

Alternativ zu den endoskopisch invasiven Untersuchungen kann der Magen-Darm-Trakt von Spezialisten auch mittels Darmsonografie untersucht werden. Dabei können am Darm Wandverdickungen festgestellt werden, die auf eine Darmentzündung (wie bei Morbus Crohn) hinweisen. Beim Reizdarmsyndrom finden sich im Darmultraschall **oft keine oder nur minimale Veränderungen**. Man findet hin und wieder Bewegungsstörungen oder vermehrte Gasbildung im Dünndarm, manchmal eine Darmwandschwellung. Häufig sind anatomische Varianten festzustellen, wie zum Beispiel ein frei beweglicher Blinddarm (Cökum mobile). Selten finden sich **Darmeinstülpungen** (Invagination oder auch Intussuszeption genannt), bei der sich ein Darmanteil in den folgenden hineinschiebt.

Invagination

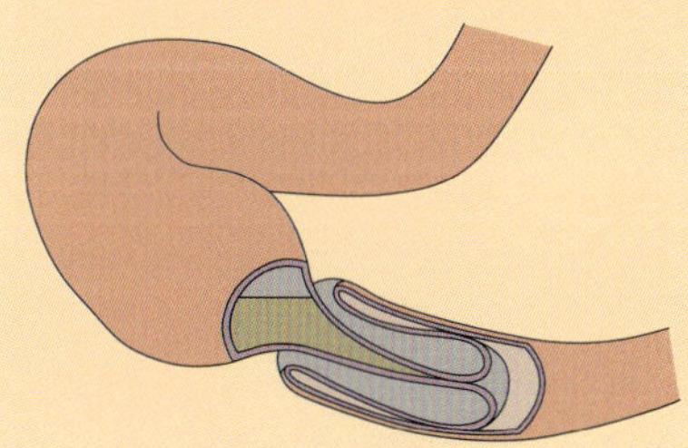

Das stört sowohl den Transport der Nahrung als auch die Durchblutung des eingestülpten Darmabschnitts. Andere Veränderungen sind zum Beispiel schwere (oft angeborene) Darmbewegungsstörungen (auch Pseudoobstruktionssyndrom genannt), temporäre Darmverdrehungen (Volvulus), ein spezielles Dünndarmdivertikel (Meckel-Divertikel), Dickdarmdivertikel und Durchblutungsstörungen des Darms.

Sonografische Darstellung einer Invagination

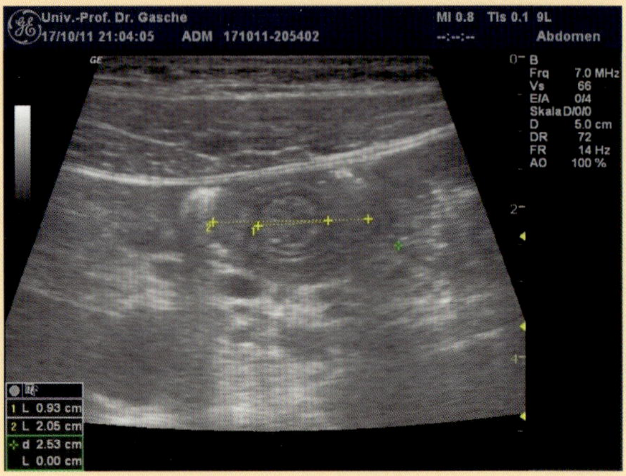

Darmultraschall

- keine besondere Vorbereitung (Entleerung) notwendig
- evtl. Trinken einer bestimmten Flüssigkeit (z. B. PEG-Lösung) zum Füllen des Dünndarms (sogenannter SICUS: „small intestine contrast ultrasonography“)
- testet: Darmanatomie (Cökum mobile, Cökum libera), Blinddarm (Wurmfortsatz), Dünndarm, Dickdarm, Magen
- schlecht beurteilbar sind Teile des Zwölffingerdarms, des Krummdarms (des distalen Sigmoids) und Rektums (Mastdarm).

Was hat sich in den letzten 25 Jahren verändert?

Was bis 1990 als „nervöser Darm“ bezeichnet wurde, hat sich seither, wie beschrieben, in Intensität und Häufigkeit verändert. Das Reizdarmsyndrom ist die häufigste funktionelle Magen-Darm-Krankheit. Schätzungen zufolge sind in den USA mittlerweile etwa 10 bis 15 % der Bevölkerung davon betroffen. In Europa hinken wir den USA diesbezüglich etwa um zehn Jahre hinterher. Heutzutage sind Verdauungsbeschwerden jedenfalls so häufig anzutreffen, dass selbst die Werbung der Lebensmittelindustrie (für diverse Joghurts) auf diese Zielgruppe fokussiert. Was hat sich also in den letzten 25 Jahren verändert?
Zu den zahlreichen Errungenschaften der modernen Gesellschaft zählen vor allem große Supermärkte, die bis zu 47.000 unterschiedliche Lebensmittel anbieten. Unsere Nahrungsmittel sind nicht wiederzuerkennen. Während wir vor hundert Jahren noch fast ausschließlich von den Produkten der Landwirtschaft gelebt haben, wird unsere Nahrung heutzutage in großen Fabriken zusammengestellt. Ein typischer Müsliriegel hat beispielsweise nur noch in etwa zur Hälfte etwas mit Getreide, Nüssen und Früchten zu tun.

Apropos Früchte, selbst auf diese ist kein Verlass: Durch Umfruchtung, d. h. die Zugabe von Aromastoffen oder Fruchtsäften, werden beispielsweise aus Äpfelstücken Himbeeren oder aus Heidelbeeren Kirschen oder Erdbeeren erzeugt.

Zur anderen Hälfte finden sich im Riegel verschiedene Zuckerarten (brauner Zucker, Honig, Glukose-Fruktose-Sirup, Karamellzuckersirup, Dextrose, Maissirup, Agavendicksaft, Invertzuckersirup etc.), verschiedene Fette (Palmfett, Kokosfett, Kakaobutter, Butterreinfett etc.), Aromastoffe, Emulgatoren und Konservierungsmittel.

Zucker – das Kundenbindungsprogramm der Industrie

Nahrungsveränderungen finden sich nicht nur im Kleingedruckten, sondern auch in der groben Zusammensetzung: So war Zucker bis zur Erfindung der Zuckerrübe lediglich aus **Zuckerrohr** hergestellt worden. Die berühmte Wiener Patisserie war lediglich einer kleinen wohlhabenden Gesellschaftsschicht vorbehalten, die sich dieses edle Importgut aus der Karibik leisten konnte. Erst mit der langwierigen Züchtung und dem breiten Anbau der **Zuckerrübe** Mitte des 19. Jahrhunderts änderte sich die Verbreitung des Zuckers. 1820 lag der durchschnittliche jährliche Zuckerverbrauch noch bei 2 Gramm pro Kopf, 1920 bei 20 Kilogramm. Heutzutage wird der meiste Zucker durch gesüßte Getränke aufgenommen. Es ist kaum vorstellbar, dass der durchschnittliche Nordamerikaner nun etwa 70,7 Kilogramm pro Jahr zu sich nimmt (Angaben des U. S. Department of Agriculture/USDA). Zucker wird praktisch allen industriellen Lebensmitteln zugesetzt, und das nicht ohne Grund. Zucker ist das Kundenbindungsprogramm der Lebensmittelindustrie. Unser Hirn sehnt sich nach allem, was süß ist – das tut es ohne Rücksicht auf Verluste. Die Folge sind Diabetes, Fettsucht, Herz- und Gefäßkrankheiten. Auch die Verdauung hat Schwierigkeiten, diese Zuckermengen zu verarbeiten. Die Behörden verlangen nun von der Industrie, Zuckerzusätze zu reduzieren. Die Industrie wiederum kann schwer auf dieses Kundenbindungsprogramm verzichten. Die Folge sind chemische **Zuckerersatzstoffe**, die noch potenter sind, was das Süßempfinden betrifft, die aber auch zum Teil noch schwerer die Verdauung belasten.

Was wir täglich als Nahrung zu uns nehmen, hat sich in den letzten fünfzig Jahren mehr verändert als in den zehntausend Jahren davor. Nur die Bilder davon, wie Nahrung entsteht, haben sich nicht verändert: Die Lebensmittelwerbung zeigt immer noch die saftigen Wiesen, das reife Getreide, das frische Obst und die glücklichen Hühner und Schweine.

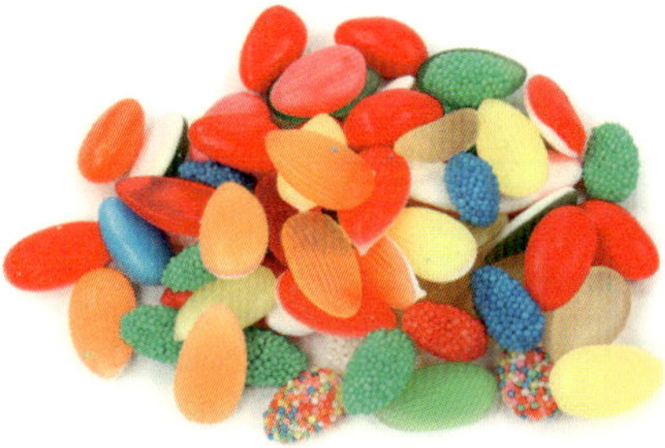

Der Bauernhof ist längst nicht mehr die Nahrungsmitteloase, die er einmal war. Und Großmutter kocht längst nicht mehr hinter dem Herd ein Essen frei von chemischen Zusätzen. Diese sind nämlich notwendig, damit die 47.000 Produkte im Supermarkt haltbar sind und nicht verfaulen. Dafür werden Nahrungsmittelzusätze erfunden und untergemischt, sogenannte **Lebensmittelzusatzstoffe** (siehe Tabelle auf S. 34). Das sind unter anderem:

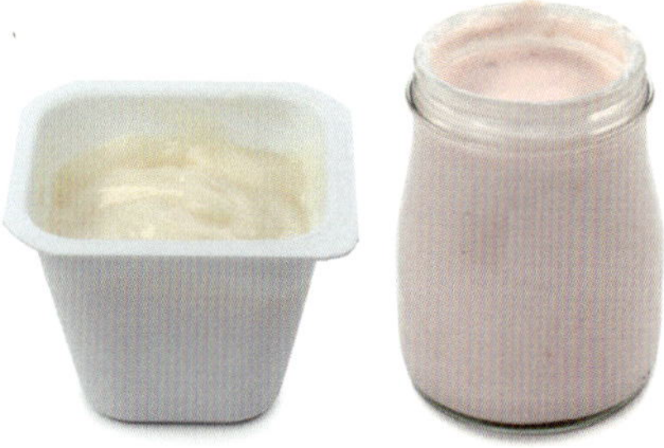

- **Farbstoffe:** Sie färben Lebensmittel oder geben ihnen ihre ursprüngliche Farbe zurück.
- **Konservierungsstoffe:** Sie verlängern die Haltbarkeit von Lebensmitteln, indem sie sie vor Mikroorganismen schützen.
- **Antioxidationsmittel:** Sie verlängern die Haltbarkeit von Lebensmitteln, indem sie sie vor Oxidation (d. h. dem Ranzigwerden von Fett oder Farbveränderungen) schützen.
- **Mehlbehandlungsmittel:** Sie werden Mehl oder Teig hinzugefügt, um das Backergebnis zu verbessern.

Eigentlich ist es erstaunlich, dass die meisten von uns diese Flut an Chemie in der Nahrung vertragen. Derzeit sind in der Europäischen Union mehrere hundert verschiedene Lebensmittelzusatzstoffe erlaubt.

Technologische Verwendungszwecke von Lebensmittelzusatzstoffen in der EU

Antioxidationsmittel	Säure, Säuerungsmittel
Backtriebmittel	Säureregulatoren
Emulgatoren	Schaumbildner
Farbstabilisatoren	Schaumverhüter
Farbstoffe	Schmelzsalze
Feuchthaltemittel	Stabilisatoren
Geliermittel	Süßungsmittel
Geschmacksverstärker	Trägerstoff, Füllstoff, Trennmittel
Komplexbildner	Treibgas, Schutzgas
Konservierungsstoffe	Überzugsmittel
Mehlbehandlungsmittel	Verdickungsmittel
Mineralstoffe	vitaminwirksame Stoffe

Im Angebot der Supermärkte gibt es kaum noch saisonale Schwankungen. Viele Produkte werden künstlich gestärkt und hochgezüchtet, Obst und Gemüse ist verzehrfertig erhältlich, und insbesondere in der Fleischindustrie ist der Einsatz von Antibiotika und Kunstfutter allzu häufig. Der Durchschnittsamerikaner etwa verzehrt **90 Kilogramm Fleisch pro Jahr**, ein Viertel Kilogramm pro Tag. In all den verzehrten Produkten finden sich somit zahlreiche Rückstände aus der Produktion.

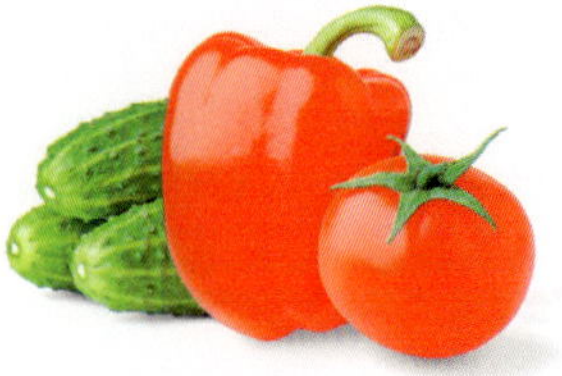

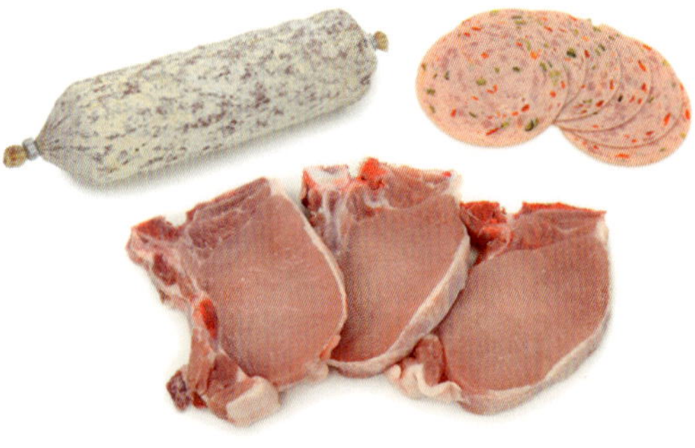

Was kann in unseren Lebensmitteln stecken?
Inhaltsstoffe
technologisch veränderte Zusammensetzung (z. B. Genmais)
sekundäre Pflanzenstoffe
Lebensmittelzusatzstoffe
Rückstände
Stoffe, die während der Produktion von Lebensmitteln bewusst eingesetzt werden, z. B. Tierarzneimittel (z. B. Chloramphenicol, das in der Krabbenzucht verwendet wird)
Kontaminanten
Stoffe, die nicht bewusst eingesetzt werden; aus Umwelt- oder Verarbeitungsprozessen; z. B. Mykotoxine in Getreide (natürlicher Ursprung), Dioxine (aus dem Verarbeitungsprozess stammend)

Genetisch veränderte Lebensmittel sind bei alldem noch gar nicht erwähnt. Eines ist aber recht klar: **Ein gesunder Darm braucht vielfältige Nahrung**. Allerdings ist diese Vielfalt durch genetisch veränderte Monokulturen nicht zu erreichen.

Wie kommt es zum Reizdarmsyndrom?

Wenn man mit speziellen Ballonsonden den Darm auf Bewegungsfunktion und Schmerzreize austestet, findet sich bei Patienten mit Reizdarmsyndrom ein gestörter Ablauf der Darmbewegung **(Dysmotilität)** und eine erhöhte Schmerzsensibilität im Bauch **(viszerale Hypersensitivität)**. So wird die Schmerzschwelle durch Aufblasen eines Ballons im Dünn- oder Dickdarm bei Patienten mit Reizdarmsyndrom früher erreicht als bei Gesunden. Auch die Darmbewegung läuft öfter unkoordiniert in Stößen ab. Die Erkrankung lässt sich also messbar nachweisen, nur werden diese Tests in der Praxis nicht angewandt, sondern nur im Forschungslabor. Weitere mechanisti-

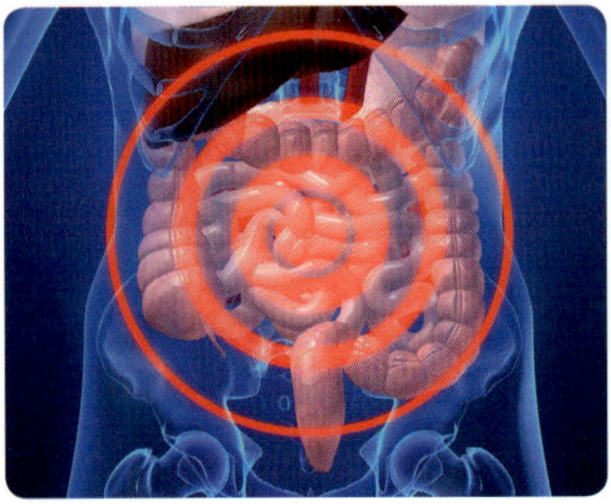

sche Überlegungen beim Reizdarmsyndrom sind eine überschießende Reaktion des Magen-Darm-Trakts auf Stresssignale (abnorme Stressreaktion) oder ein Fehldeuten von normalerweise nicht spürbaren Verdauungsbewegungen als Schmerz (gestörte Repräsentation von Bauchereignissen) im Gehirn.

Die Mehrzahl der Patienten mit Reizdarmsyndrom erkennt, dass Nahrungsaufnahme der Auslöser der Symptome ist und dass sich die Symptome durch Stuhlgang, also Entleerung der aufgenommenen Nahrungsreste, bessern. Für Patienten ist es naheliegend, dass die Crux des Leidens in der Nahrung liegt. Die Wirklichkeit ist aber viel komplexer: Verschiedene Gruppen von Wissenschaftlern aus Irland, Schweden und North Carolina, USA, konnten zeigen, dass die **bakterielle Vielfalt bei Patienten mit Reizdarmsyndrom reduziert** ist. Es ist also nicht nur die Lebensmittelindustrie, die uns das Bauchgrummen beschert. Auch die Mikrobiota ist verändert.

Es ist nicht untypisch, dass Patienten mit schwerem Reizdarmsyndrom durch Kaiserschnitt auf die Welt gekommen sind. Dadurch fehlt die **Initialzündung der Mikrobiota**, die Übertragung von der Mutter auf das Neugeborene während des natürlichen Geburtsvorgangs. Andere Patienten mit Reizdarmsyndrom berichten über wiederholte Antibiotika in der Kindheit, häufige Mandel-, Mittelohr- oder Nasennebenhöhlenentzündungen. Immer wieder hat der Kinderarzt deshalb zum Rezeptblock gegriffen und dem Kleinkind Antibiotika verordnet. Obwohl die kindliche Mikrobiota viel empfindlicher für diese Angriffe ist, sind auch Erwachsene nicht vor nachhaltiger Schädigung dieses Mikrokosmos in unserem Inneren gefeit.

Sequenzielle Antibiotikatherapie ist ein weiterer Klassiker, wie man die Mikrobiota effektiv zerschla-

gen kann. Meist gut gemeint, wegen eines Harnwegsinfekts, einer Prostataentzündung oder einer Helikobakterinfektion, wird erst ein Breitbandantibiotikum gegeben und dann mangels gewünschten Effekts auf das nächste Antibiotikum gewechselt. Was an Darmbakterien nach dem ersten Zyklus noch nicht ganz ausgelöscht war und prinzipiell nachwachsen hätte können, wird durch die zweite und dritte Antibiotikakur unwiederbringlich zerstört.
Eine geschädigte Mikrobiota, zu wenig verschiedene Darmkeime mit zu geringer Vielfalt treffen nun auf die Errungenschaften moderner Lebensmittelindustrie. Antioxidantien und Konservierungsmittel halten die Nahrung steril und verhindern eine gesunde Wiederbesiedelung von Darmbakterien durch den Mund. Emulgatoren, Komplexbildner, Feuchthaltemittel und Konsorten schädigen die schützende Schleimschicht – und schon ist der Darm gereizt.

Sonderformen des Reizdarmsyndroms

Eine Sonderform des Reizdarmsyndroms kann nach einer schweren Darminfektion entstehen. Dieses sogenannte **Post-Infekt-Reizdarmsyndrom** geht auch mit einer Störung der Mikrobiota (bedingt durch die schwere Darminfektion) einher. Eine Infektion verursacht eine Darmentzündung. Entzündungszellen strömen aus dem Blut in die Darmschleimhaut und helfen, den bösen Eindringling (z. B. Salmonellen) zu bekämpfen. Dabei wird eine Entzündungsreaktion ausgelöst, deren Folge Durchfall und Bauchschmerzen sind. Bei manchen Infektionen treten Darmgeschwüre auf. Das sind Stellen, wo die Darmschleimhaut zerstört ist und der Untergrund blank liegt. Sobald die Erreger eliminiert sind, könnten diese Geschwüre eigentlich abheilen. Zurück bleiben manchmal Narben und einige übrige Entzündungszellen. Der Darm ist zu diesem Zeitpunkt in erhöhter Alarmbereitschaft und sehr empfindlich für alle weiteren Reize.

Auch in diesem Fall sind es **moderne Lebensmittel**, die das komplette Ausheilen dieser Infektion verzögern. An der Medizinischen Universität Wien wurde in einem Modell diese Situation unter Zugabe unterschiedlicher Eisenverbindungen nachgeahmt. **Eisen-Natrium-EDTA** (Ethylendiamintetraessigsäure) verhinderte das Abheilen der Darmentzündung. Noch schlimmer, die Versuchstiere entwickelten in kurzer Zeit Darmkrebs.

Eisen-Natrium-EDTA ist als neuartiges Lebensmittel in der EU zugelassen. Als solches wird es nicht auf Verpackungen deklariert, ist aber Bestandteil diverser Nahrungsmittel und Getränke. In einigen Ländern wird es Mehl zugesetzt, in anderen als Zusatz von Fischsauce, Sojasauce und Biskuit verwendet. Eisen-Natrium-EDTA ist wahrscheinlich nur die Spitze eines Eisberges. Weitere EDTA-Verbindungen sind ebenfalls vielen Lebensmitteln zugesetzt.

Eine weitere Sonderform des Reizdarmsyndroms entsteht durch die **Behandlung mit nichtsteroidalen Antirheumatika** (auch NSAR genannt). Diese Medikamentengruppe wird häufig bei Fieber, Schmerzen und Gelenksrheuma eingesetzt. Patienten mit einer Neigung zum Reizdarmsyndrom sollten mit dieser Medikamentengruppe sehr vorsichtig sein. Schon nach einmaliger Einnahme führen NSAR zu einer Störung der Darmpermeabilität. Die Darmwand wird durch NSAR porös. Es entstehen mikroskopisch kleine Lücken, die den Darm für Stoffe aus der Umwelt, also den Darminhalt, durchlässig machen. Dies ruft eine Abwehrreaktion des Körpers hervor. An diesen kleinen Lücken kommt es zu einer Entzündungsreaktion, ähnlich wie bei einer Darminfektion. Die Folge sind Darmgeschwüre – und schon wieder ist der Untergrund des Darms ungeschützt. Besonders schlecht in diesem Zusammenhang ist die Kombination von NSAR mit Magenschutzmedikamenten. Dabei wird zwar die Magenschleimhaut vor der Magensäure geschützt, weiter unten im Darm fehlt aber die natürliche Säureproduktion und es kann zu einem bakteriellen Überwuchs im Dünndarm kommen, der wiederum die Beschwerden bei einem Reizdarmsyndrom verstärkt.

Reizdarmsyndrom: psychosomatisch oder somatopsychisch?

Angststörungen und Depression werden bei bis zu 60 % der Reizdarmsyndrom-Patienten festgestellt. Es ist aber nicht klar, ob die Psyche nun die Ursache des Reizdarmsyndroms (also das Reizdarmsyndrom eine psychosomatische Erkrankung) ist oder ob psychische Auffälligkeiten lediglich die Folge eines Lebens mit der Nähe zur Toilette sind.

Neue Erkenntnisse kommen aus Ontario, Kanada. Unter dem Titel „Die Darm-Hirn-Achse: wie das Mikrobiom Angst und Depression beeinflusst" veröffentlichten Jane A. Foster und Karen-Anne McVey Neufeld ihre Erkenntnisse aus Maus-untersuchungen. Tiere ohne Darmflora (die unter sterilen Laborbedingungen aufgezogen werden) zeigten eine verstärkte Reizantwort mit vermehrter Produktion von Stresshormonen. Diese Ergebnisse haben Neurowissenschaftler auf die Wichtigkeit von Mikrobiota für die Entwicklung von Hirn und Körper aufmerksam gemacht. Auch verschiedene Manipulationen an der Darmflora, entweder durch Antibiotika oder Probiotika oder durch infektiöse Keime, zeigen veränderte Verhaltensmuster bei den Versuchstieren (vor allem Angst und Depression), je nach Veränderung der Darmflora.

Warum gerade Frauen viel häufiger von dieser Kombination betroffen sind, ist bis dato nicht geklärt. Neben den offensichtlichen hormonellen Unterschieden gibt es aber noch andere neuroaktive Unterschiede zwischen Männern und Frauen: Etwa 30 % der Frauen im gebärfähigen Alter leiden an Eisenmangel (siehe dazu auch das Buch „Ernährung bei Eisenmangel" in dieser Reihe). Betroffene fühlen sich müde, unlustig und ausgelaugt. Da es unter Eisentabletten oft zu einer Verschlechterung der Reizdarmsymptomatik kommt (sowohl Verstopfung als auch Durchfall), sollten betroffene Frauen eher zu intravenöser **Eisensubstitution** greifen. Die Psyche und der Darm stehen jedenfalls in enger Beziehung zueinander: Geht es dem einen nicht gut, hat auch der andere Beschwerden.

Die Stresshormone der Hypothalamus-Hypophysen-Nebennieren-Achse

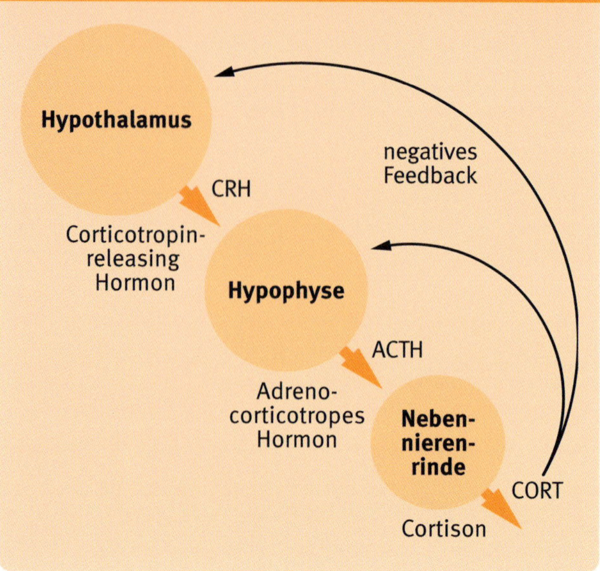

Die Achse der Stresshormone
Im Hirn kommt es bei Stress zu einer Aktivierung des Hypothalamus, einer speziellen zentral liegenden Hirnregion, die daraufhin das CRH (Corticotropin-releasing Hormon) ausschüttet. In der Hypophyse (Hirnanhangdrüse) wird daraufhin ACTH (Adrenocorticotropes Hormon) produziert, das in der Nebennierenrinde zur Ausschüttung von Cortison, dem eigentlichen Stresshormon, führt. Cortison hemmt im Sinne eines Rückkopplungsmechanismus eine weitere CRH- und ACTH-Produktion.

BEHANDLUNG DES REIZDARMSYNDROMS

Gibt es Medikamente gegen das Reizdarmsyndrom?

Die **schulmedizinische Behandlung** des Reizdarmsyndroms ist auf die jeweiligen Symptome ausgerichtet: Bei **Reizdarmsyndrom mit Durchfall** werden Medikamente gegen Durchfall gegeben. Bei **Reizdarmsyndrom mit Verstopfung** werden Abführmittel verschrieben. Gegen die **Bauchkrämpfe** gibt es krampflösende und schmerzstillende Medikamente. Auch gegen **Blähungen** gibt es entsprechende Mittel. Schwere Formen, speziell in Verbindung mit Angststörung und Depression, lassen sich durch antidepressive Behandlung, sogenannte Serotonin-Wiederaufnahme-Hemmer, teilweise in den Griff bekommen. Nebenwirkungsfrei sind diese Behandlungen aber nicht.
Die **medikamentöse Behandlung** des Reizdarmsyndroms ist also rein **symptomatisch**. Das frustriert sowohl betroffene Patienten wie auch die behandelnden Ärzte. Die Ursachen können schlecht angegangen werden. Eine Stuhltransplantation, die die Vielfalt der Darmflora wiederherstellen sollte, wird derzeit in Versuchen getestet. Von einer Routineanwendung ist man aber noch weit entfernt. Daher wurden in den letzten Jahren beim Reizdarmsyndrom viele alternative Behandlungsmethoden versucht: pflanzliche Extrakte, Probiotika, Nahrungsergänzungsmittel, Enzympräparate, auch Homöopathie und Traditionelle Chinesische Medizin. Kräuter haben vielfältige Wirkungen auf die Darmmotorik und das Schmerzempfinden.

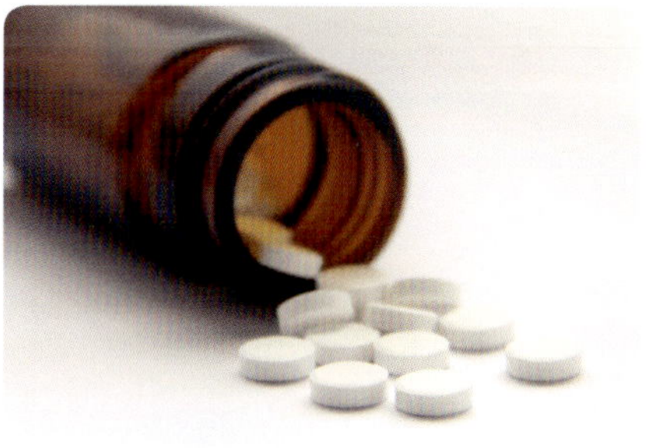

Allgemein gilt, dass auch Patienten mit Reizdarmsyndrom scharfes Essen schlecht vertragen. Eine Desensibilisierung mit langsamer Steigerung von Capsaicin, dem scharfen Inhaltsstoff von Chili- und Paprikaschoten, hat auch keine nachhaltigen Effekte gebracht. Allgemein gilt aber, dass Patienten mit Reizdarmsyndrom **scharf gewürzte Speisen** schlechter vertragen und daher meiden. Auf der anderen Seite schützt regelmäßiges scharfes Essen vor Reizdarmsyndrom. Capsaicin regt bestimmte Nervenenden im Darm an, führt zu einer Verbesserung der Durchblutung und wirkt entspannend.

Eine weitere Alternative zur Behandlung der viszeralen Hypersensitivität ist die **bauchorientierte Hypnosetherapie**. Diese Technik ist bei Psychotherapeuten weit verbreitet und wurde in mehreren Studien erfolgreich getestet. Dabei verbessern sich die Darmsymptome ebenso wie Ängstlichkeit, Depression und psychische Beschwerden. Wiederholte Sitzungen sind aber notwendig und eine dauerhafte Heilung ist nicht zu erwarten.

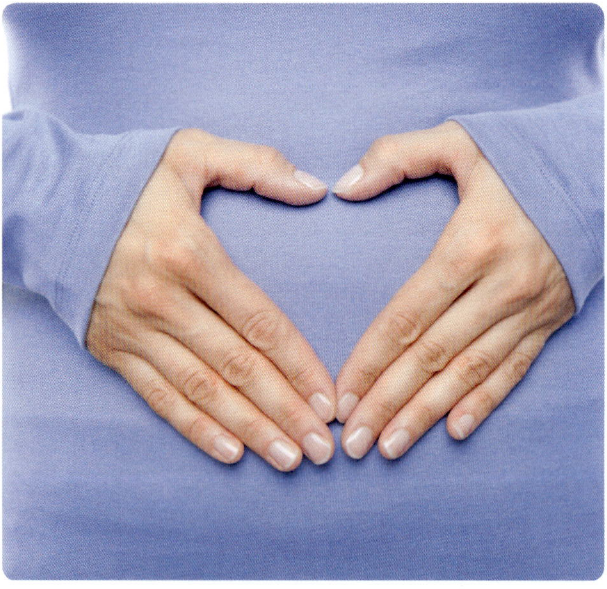

Gibt es eine Diät beim Reizdarmsyndrom?

Die Mehrheit der Patienten erkennt, dass die Magen-Darm-Beschwerden durch Nahrungsaufnahme ausgelöst werden. Obwohl der Einfluss der Ernährung auf die Symptome des Reizdarmsyndroms vielfach untersucht wurde, gab es bis dato kaum wissenschaftlich gesicherte Diätempfehlungen.

Leichte Vollkost und empirische Exklusionsdiät (Auslassdiät)

Ein guter Erfolg kann durch eine **individuelle Diät,** welche unter Berücksichtigung der jeweiligen Symptomatik sowie der persönlichen Lebensmittelunverträglichkeiten zusammengestellt wird, erreicht werden. Eine Orientierungshilfe bzw. Basis hierfür bildet die seit langem von der Deutschen Gesellschaft für Ernährung (DGE) etablierte „Leichte Vollkost". Darunter versteht man eine **milde, ausgewogene Mischkost**, welche Grundbestandteile wie Säurestimulantien (Alkohol, kohlensäurehaltige Limonaden, Koffein, Eis und stark gekühlte Getränke, stark zucker- und fetthaltige Lebensmittel), Lebensmittel, die stark blähfördernd oder schwer verdaulich sind (Hülsenfrüchte, Kohl, Pilze, Räucherwaren), scharfe Gewürze und zu saure Lebensmittel aus dem Speiseplan streicht.
Zusätzlich wird bei der Zubereitung der Speisen im Rahmen einer leichten Vollkost auf scharfes Anbraten, Frittieren und Rösten verzichtet. Kochen, Dünsten und Grillen sind dagegen als schonende Garmethoden erlaubt. Die nachfolgende Lebensmitteltabelle zeigt jene Nahrungsmittel, welche im Rahmen der „Leichten Vollkost" gemieden werden. Diese wurden ermittelt, indem 2 000 Krankenhauspatienten befragt wurden, welche Lebensmittel bei ihnen nach dem Verzehr zu Unverträglichkeiten führen.

Häufigkeit von Unverträglichkeiten nach dem Verzehr bestimmter Lebensmittel und Speisen

Lebensmittel und Speisen	%	Lebensmittel und Speisen	%
Hülsenfrüchte	30,1	Mayonnaise	11,8
Gurkensalat	28,6	Kartoffelsalat	11,4
Frittierte Speisen	22,4	Geräuchertes	10,7
Weißkohl	20,2	Eisbein	9,0
Kohlensäurehaltige Getränke	20,1	Stark gewürzte Speisen	7,7
Grünkohl	18,1	Zu heiße und zu kalte Speisen	7,6
Fette Speisen	17,2	Süßigkeiten	7,6
Paprikagemüse	16,8	Weißwein	7,6
Sauerkraut	15,8	Rohes Stein- und Kernobst	7,3
Rotkraut	15,8	Nüsse	7,1
Süße und fette Backwaren	15,8	Sahne	6,8
Zwiebeln	15,8	Paniert Gebratenes	6,8
Wirsing	15,6	Pilze	6,1
Pommes frites	15,3	Rotwein	6,1
Hart gekochte Eier	14,7	Lauch	5,9
Frisches Brot	13,6	Spirituosen	5,8
Bohnenkaffee	12,5	Birnen	5,6
Kohlsalat	12,1		

Quelle: nach Kluthe, Dittric, Everding et al. (2004)

Die Symptome eines Reizdarmsyndroms können jedoch auch eine Reaktion des Verdauungstraktes auf Lebensmittelintoleranzen wie Milchzucker (Laktose), Fruchtzucker (Fruktose) oder Sorbit(ol) darstellen (siehe dazu S. 74). Allgemein ist zu empfehlen, das zeitliche Auftreten der Beschwerden und die vorausgegangene Nahrungszufuhr zu beobachten, um Zusammenhänge zu erkennen. Das Führen eines **Ernährungs- und Beschwerdeprotokolls** (siehe S. 83) kann dabei als Hilfsmittel dienen und erleichtert die Diagnosestellung des behandelnden Arztes bzw. der

Diätologin. Hinweise auf Unverträglichkeiten gegenüber Lebensmittelinhaltsstoffen können mit geeigneten Methoden, wie z. B. einem H_2-Atemtest, in Allergiezentren, in Ambulanzen mit Schwerpunkt Gastroenterologie oder bei niedergelassenen Fachärzten für Innere Medizin, abgeklärt werden. Bei Bestätigung ist eine Behandlung mit einer gezielten **Exklusionsdiät** (Auslassdiät) durchzuführen, vorzugsweise nach einer individuellen Beratung durch einen Diätologen oder eine Diätologin.

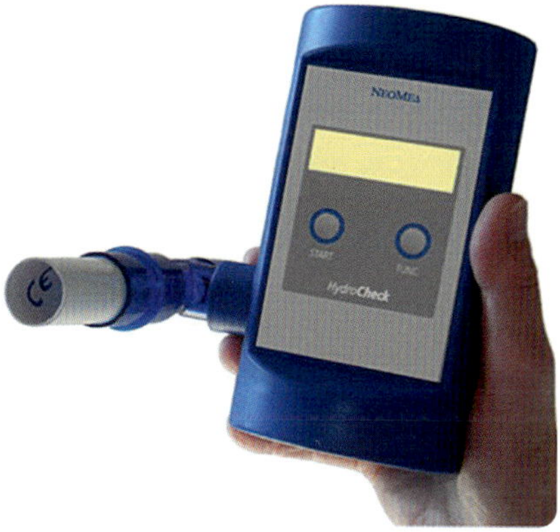

Glutenfreie Diät

Immer öfter wurde in den vergangenen Jahren bei Erwachsenen auch eine glutenfreie bzw. glutenarme Diät zur Bekämpfung der Symptomatik befürwortet, welche häufig auch eine Verbesserung bewirkte, jedoch wissenschaftlich haltlos war. In jedem Fall aber muss bei Verdacht auf eine Unverträglichkeit gegenüber Brot und anderen Getreideprodukten eine Abklärung auf **Zöliakie** erfolgen, bevor ein Diätversuch dieser Art durchgeführt wird. Zöliakie ist eine eigenständige chronische Erkrankung, die nur mittels einer lebenslangen strikten glutenfreien Diät behandelbar ist (siehe dazu auch S. 73).

Super-Bio-Diät

Ein anderes Konzept besagt, dass das Reizdarmsyndrom eigentlich eine Erkrankung des 21. Jahrhunderts sei. Die Änderung der Nahrungszusammensetzung in westlichen Ländern durch die Lebensmittelindustrie fällt zeitlich mit dem vermehrten Auftreten des Reizdarmsyndroms zusammen. Ernährung, die gänzlich ohne industrielle Prozesse, ohne Zusätze, Futtermittel, Antibiotika hergestellt wird, also direkt aus dem eigenen Garten oder vom Biohof kommt, sollte keine Beschwerden auslösen.

Naturbelassenheit von Nahrungsmitteln

Der wesentlichste Aspekt einer solchen Super-Bio-Diät ist also die Naturbelassenheit eines Nahrungsmittels. Das heißt in der Regel: Brot selbst backen, zum Beispiel aus Dinkelvollkornmehl, da Weizenprodukte selten von Kleinbetrieben vollkommen „bio“ hergestellt werden. Für den Bauernhof gilt, dass auch kein künstlicher Dünger verwendet werden darf, sondern nur der Kuhdung. Für die Kühe wiederum gilt, dass sie sich von Gras und Heu ernähren – und nicht von Maisfutter. Am besten wäre die Nahrungsqualität, die man vor über hundert Jahren hatte, praktisch ohne jede Chemie.

Nun sind solche reinen Nahrungsmittel in der Praxis schwer zu bekommen. Nur weil „bio“ auf einem Produkt draufsteht, entspricht dieses nicht unbedingt diesen strengen Anforderungen.

Alles „bio“?

„Bio“ wird von der Industrie oft als **Produktlabel zu Marketingzwecken** missbraucht. Nur Produkte, die mindestens die europäische Öko-Verordnung erfüllen, dürfen die Bezeichnungen „Bio-“, „Öko-“, „biologisch“, „ökologisch“, „kontrolliert ökologisch“, „kontrolliert biologisch“, „biologischer Landbau“, „ökologischer Landbau“, „biologisch-dynamisch“ und „biologisch-organisch“ verwenden. Für diese Kennzeichnung muss das Produkt aus zu mindestens 95 % Bio-Produktion bestehen. Sind weniger als 95 %, aber mindestens 70 % der Zutaten ökologisch erzeugt, dürfen diese in der Zutatenliste als solche gekennzeichnet werden – in der Regel mit einem Sternchen und einer Fußnote.

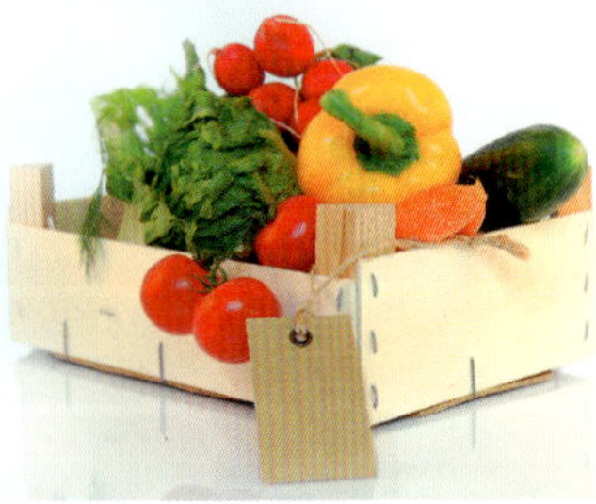

Die Super-Bio-Diät erfordert zu 100 % Naturbelassenheit – ohne Zusätze und ohne moderne Lebensmittelindustrie. Auch die Super-Bio-Diät vertraut auf regionale und saisonale Lebensmittel. Die Produkte sind meist nur in kleinen Bioläden oder Reformhäusern zu beziehen. Der eigene Garten ist der beste Lieferant.

FODMAP-arme Diät

Der Begriff „FODMAP“ ist eine Abkürzung aus einer Reihe von Kohlenhydraten bzw. Zuckerverbindungen, die allesamt schwer vom Darm aufgenommen oder abgebaut werden. Neben der erwähnten Laktose, Fruktose und Sorbitol zählen dazu Fruktane, welche wir zu einem größeren Teil aus glutenhältigen Getreidesorten wie Weizen zu uns nehmen. Möglicherweise erklärt dies auch den Erfolg einer glutenfreien Diät.

Das Konzept der FODMAP-armen Diät ist unter diesem Aspekt nicht ganz neu. Anders ist hierbei jedoch, dass alle schwer verdaulichen Kohlenhydrate als Gruppe zusammengefasst und im Rahmen einer zeitlich begrenzten Diät in der Ernährung reduziert werden.

Die FODMAP-arme Diät wurde von S. Shepherd und P. Gibson, einem Team der Monash University in Melbourne, Australien, entwickelt und begann an Bedeutung zu gewinnen, als 2008 Forschungsergebnisse veröffentlicht wurden, die belegten, dass diese Form der Kohlenhydrate bei Reizdarmpatienten tatsächlich Symptome auslösen. Seither wurde der Nutzen der FODMAP-reduzierten Ernährung mehrfach wissenschaftlich untersucht und belegt. Dabei zeigen die Forschungsergebnisse immer wieder deutliche Verbesserungen bei Blähungen, Flatulenz (Darmaufblähung), Bauchschmerzen, plötzlichem Stuhldrang und verändertem Stuhl, wobei bis zu 70 % der Patienten bei Einhaltung der FODMAP-armen Diät eine Verbesserung feststellen. Die dadurch gegebene Symptomkontrolle hat in jedem Fall einen Anstieg der Lebensqualität zur Folge, eine echte Heilung des Reizdarmsyndroms ist jedoch nicht möglich.

Aufgrund ihrer therapeutischen Erfolge wurde diese neue und revolutionäre Diät bereits in Ländern wie Australien, USA, Kanada, Großbritannien, Finnland, Frankreich, Italien oder der Schweiz in der Praxis ausgewählter Behandlungseinrichtungen etabliert.

DIE FODMAP-ARME DIÄT

Die FODMAPs: Welche Nahrungsbestandteile zählen dazu?

Der Begriff **FODMAP** steht für kurzkettige Kohlenhydrate, genauer gesagt für:

- **F**ermentable (rascher Abbau durch Darmbakterien)
- **O**ligosaccharides (Mehrfachzucker: Fruktane und Galaktooligosaccharide)
- **D**isaccharides (Zweifachzucker: Laktose)
- **M**onosaccharides (Einfachzucker: Fruktose)
- **A**nd (oder)
- **P**olyols (Zuckeralkohole: Sorbit, Mannit, Xylit, Maltit)

Diese Kohlenhydrate sind in einer Reihe von Nahrungsmitteln enthalten, wie z. B. in Weizen, bestimmten Frucht- und Gemüsearten und in manchen Milchprodukten. Zunehmend findet man sie aber auch in den Zutatenlisten industriell hergestellter Lebensmittel.

Warum sind manche Kohlenhydrate schwer zu verdauen?

Um die Rolle dieser Kohlenhydrate als Auslöser für Beschwerden zu verstehen, muss man über die Kohlenhydratverdauung Bescheid wissen.
Grundsätzlich erfolgt im Dünndarm die Aufspaltung und Resorption von Nährstoffen. Der Dickdarm hat dagegen die Aufgabe, Wasser aufzunehmen und unverdaute Nahrung so aufzubereiten, dass diese als Stuhl den Darm verlassen kann. Dabei werden die noch unverdauten Speisereste während der Passage durch den Dickdarm von einer Vielzahl dort lebender Bakterien abgebaut, wobei es zur Entwicklung von Gasen kommt, die als Blähung wahrgenommen werden.

Inwiefern Kohlenhydrate bereits vollständig im Dünndarm abgebaut und in die Blutbahn aufgenommen werden, ist von der Art der Kohlenhydrate abhängig. **Ballaststoffe** sind langkettige Kohlenhydrate, welche im Dünndarm keiner Verdauung unterliegen. Sie spielen aber eine wichtige Rolle im Dickdarm für die Darmfunktion sowie für die Stuhlregulierung. Im Gegensatz dazu wird **Stärke**, ebenfalls ein langkettiges Kohlenhydrat und etwa in Kartoffeln und Getreide vorhanden, vollständig im Dünndarm abgebaut und resorbiert, wodurch diese besonders bekömmlich ist und zu keinen Beschwerden führt. Zusätzlich gibt es diverse Zucker, kurzkettige Kohlenhydrate.
Zu den sehr leicht verdaulichen Zuckerformen zählen der **Traubenzucker** (Glukose) und der **Haushalts- bzw. Kristallzucker** (Saccharose). Zu den im Dünndarm schlecht verdaulichen Zuckerformen zählen dagegen die **FODMAPs**. Diese Zuckerverbindungen haben gemeinsam, dass sie im Dünndarm schlecht gespalten bzw. nicht aufgenommen werden und mehr oder weniger unverändert in den Dickdarm gelangen, was bei anfälligen Personen zu Symptomen führen kann.
Dabei sind vor allem zwei Mechanismen bekannt: Dazu gehört die osmotische Aktivität (spontaner Wassereinstrom) dieser Kohlenhydrate, was zu einem **erhöhten Wassergehalt im Dünndarm** und in weiterer Folge zu einer Dehnung des Darminnenraums, Bauchschmerzen, Darmgeräuschen und schließlich zu Durchfall führt. Ein weiterer Mechanismus sind **Gärungsprozesse im Dickdarm**. Wenn FODMAPs den Dickdarm erreichen, werden sie von Darmbakterien unter Bildung von Gasen (Wasserstoff, Kohlendioxid, Methangas) abgebaut. Bei Menschen mit gesteigerter Schmerzwahrnehmung im Darm, wie es beim Reizdarmsyndrom der Fall ist, kann eine erhöhte Gasbildung Symptome wie Blähungen und Bauchschmerzen sowie (aufgrund der langsameren Speise- bzw. Stuhlbreibewegung durch den Darm) Verstopfung auslösen.

Was passiert, wenn FODMAPs nicht im Dünndarm abgebaut und/oder aufgenommen werden?

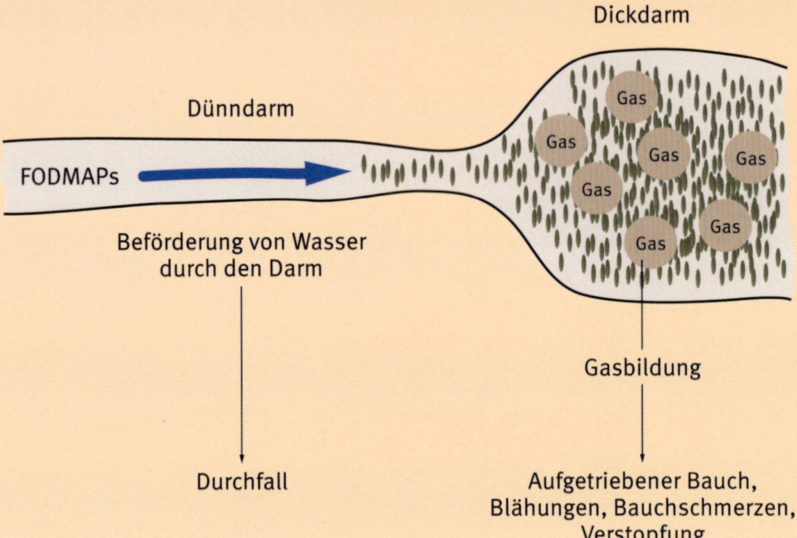

Quelle: www.med.monash.edu (Stand: 2015)

FODMAPs unter der Lupe

Im Folgenden werden die Eigenschaften und das Vorkommen aller FODMAPs einzeln beschrieben. Dies soll als Hintergrundinformation für die Diät dienen. Eine Anleitung für die Lebensmittelauswahl bei Durchführung der FODMAP-armen Diät wird ab S. 66 gegeben.

Oligosaccharide

Die wichtigsten Vertreter der Oligosaccharide, welche in unserer Nahrung vorkommen, sind die **Fruktane** und die **Galaktooligosaccharide**, kurz als GOS bezeichnet. Nachfolgend sind jeweils die Nahrungsmittel, welche die genannten Stoffe beinhalten, aufgelistet. Zu beachten ist, dass noch nicht alle Lebensmittel auf die genannten Inhaltsstoffe hin

FODMAPs im Überblick

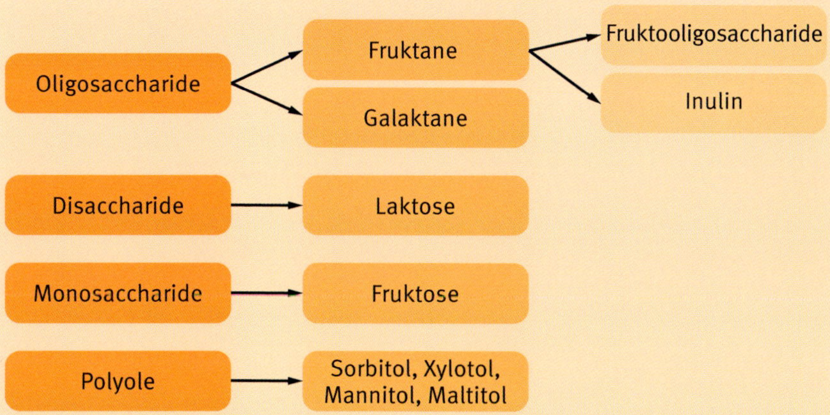

Quelle: Gibson/Shepherd (2005)

getestet worden sind. Ein weiteres Problem ist, dass viele Testergebnisse eine größere Schwankungsbreite aufweisen. Dies liegt an Unterschieden des Lebensmittels (Reife, Art) sowie an den verwendeten Untersuchungsmethoden, die den Gehalt an Oligosacchariden ermitteln.

Fruktane

Fruktane werden im Dünndarm weder enzymatisch abgebaut noch aufgenommen. Demnach zählen sie zu den Ballaststoffen, die in tiefere Darmabschnitte wandern, wo sie bakteriell abgebaut werden und damit zur Symptomatik des Reizdarmsyndroms beitragen. Eine Reduzierung der Fruktane ist daher bei jedem Betroffenen sinnvoll. Sie sind wahrscheinlich unter den FODMAPs der häufigste Auslöser für Beschwerden, vielleicht auch durch das vielfältige Vorkommen in Grundnahrungsmitteln, wie z. B. Weizen. Allgemein kommen Fruktane nur in pflanzlichen Nahrungsmitteln vor, genauer gesagt in einigen Getreide- und Gemüsesorten und in kleineren Mengen in gewissen Obstsorten und Nüssen. Allen

voran stehen die Korbblütler (z. B. Topinambur, Artischocken) und Liliengewächse (z. B. Zwiebel, Knoblauch, Lauch) sowie zu einem kleineren Teil Gräser, dementsprechend auch Getreide wie Roggen und Weizen. Aufgrund der großen Zufuhr v. a. von Weizen durch Brot, Teigwaren, Kuchen etc. nimmt Weizen einen besonderen Stellenwert in der Diät ein.
Die durchschnittliche Aufnahme von Fruktanen liegt in der westlichen Welt bei ca. 12 g täglich. Dabei nicht miteingerechnet sind die in der Lebensmittelindustrie verwendeten Untergruppen der Fruktane, **Inulin** und **Oligofruktose** (auch als Fruktooligosaccharide, kurz FOS bezeichnet). Beide zählen zu den Ballaststoffen und werden als Präbiotikum anerkannt, da sie die Vermehrung spezieller Darmbakterien (Bifidobakterien) anregen. Der Industrie dient Inulin als Fettersatz sowie Ballaststoffzusatz beispielsweise in Milchprodukten und Oligofruktose als Zuckeraustauschstoff.

Nahrungsmittel mit hohem Fruktangehalt

Gemüse: Artischocken, Knoblauch, Lauch, rote Zwiebeln, weiße Zwiebeln, Schalotten, weißer Teil der Frühlingszwiebel, Topinambur

Hülsenfrüchte: getrocknete Kichererbsen, getrocknete Linsen, Bohnen (z. B. schwarze Bohnen, Kidneybohnen, Butterbohnen, weiße Bohnen, Limabohnen, Sojabohnen)

Obst: Nektarinen, weiße Pfirsiche, Kaki, Pflaumen, Wassermelonen, Datteln, getrocknete Feigen, getrocknete Mangos, getrocknete Ananas

Getreide: Weizen (Couscous, Bulgur), Roggen, Gerste und daraus hergestellte Produkte in größeren Mengen

Nüsse, Samen, Kerne: Cashewnüsse, Pistazien

Getränke: aus Sojabohnen hergestellter Sojadrink, konzentrierter Chai-Tee, konzentrierter Kamillentee, Fencheltee, Oolong-Tee, Löwenzahnblättertee, Kokoswasser, Zichorienkaffee

Ballaststoffe: Weizenkleie

Nahrungsmittel mit moderatem Fruktangehalt

Gemüse: eingelegte Artischockenherzen, Spargel, rote Bete/Rüben, Brokkoli, Kohlsprossen, Butternusskürbis, Kohl/Kraut, Wirsing, Chili, Maiskolben, Fenchelknollen, Zuckerschoten, Champignons, Okra

Hülsenfrüchte: gut abgespülte Linsen und Kichererbsen aus Konserven, gekochte grüne und rote Linsen

Obst: Aprikosen/Marillen, Grapefruits, Pflaumen, Granatäpfel, Rambutan, getrocknete Cranberrys, Rosinen, getrocknete Papayas, Dörrpflaumen

Getreide: Buchweizen im Ganzen, Dinkel, Sojamehl, Johannisbrotkernmehl

Nüsse, Samen, Kerne: Mandeln, Haselnüsse

Getränke: Kakao aus Carobpulver

Galaktooligosaccharide/Galaktane

Galaktooligosaccharide (GOS) unterziehen sich wie die Fruktane keiner enzymatischen Verdauung, was zu denselben Folgen führt. Auch hier ist deshalb eine Reduzierung dieser Lebensmittelinhaltsstoffe bei allen Betroffenen sinnvoll. Zu den Galaktooligosacchariden, welche am häufigsten in Nahrungsmitteln vorkommen, zählen die Raffinose und die Stacchyose. Nahrungsmittel mit einem Gehalt von mehr als 0,2 g pro Portion sind dabei zu meiden. Die Hauptquelle für GOS sind Hülsenfrüchte, wobei jene, welche aus Konserven stammen und gut abgespült werden, teilweise in kleinen Mengen (1/4 Tasse) vertragen werden – im Gegensatz zu getrockneten Hülsenfrüchten, welche in Wasser aufgeweicht und gekocht werden.

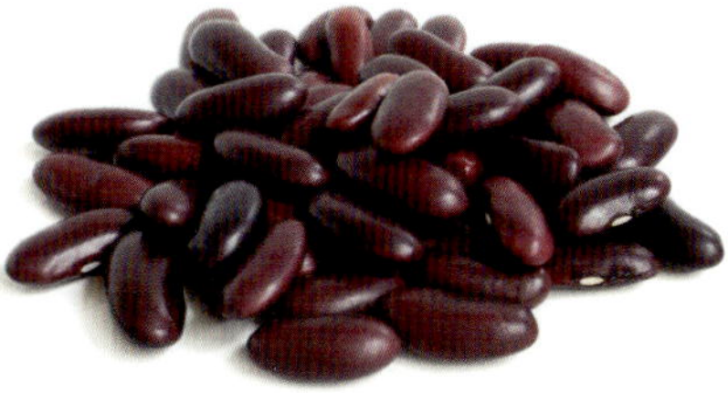

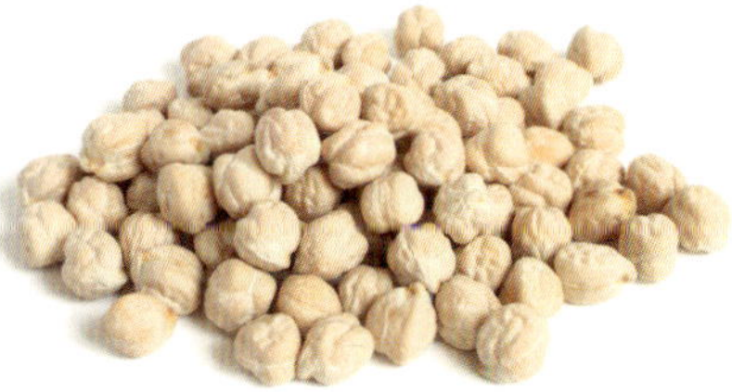

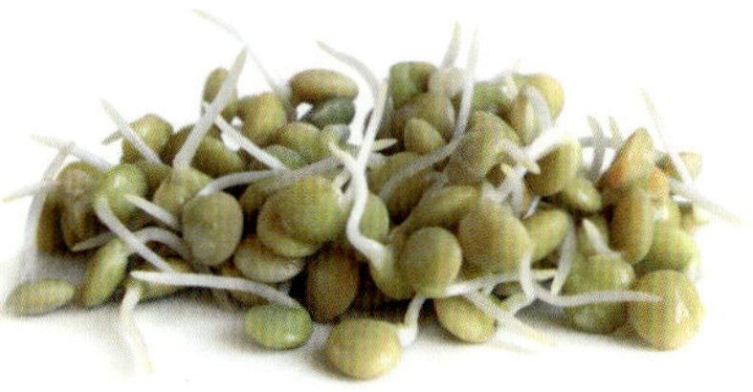

Nahrungsmittel mit hohem GOS-Gehalt

Hülsenfrüchte: Kichererbsen, gekochte Kichererbsen, gekochte Linsen, getrocknete Bohnen, getrocknete Linsen, weiße Bohnen, gekochte Limabohnen, gekochte Kidneybohnen, gekochte Sojabohnen, gekochte Schälerbsen, Borlottibohnen (kleine Wachtelbohnen) aus der Konserve, Mondbohnen (Limabohnen) aus der Konserve, schwarze Bohnen, Schwarzaugenbohnen, Pintobohnen (Wachtelbohnen), Mungobohnen

Nüsse: Cashewnüsse, Pistazien

Nahrungsmittel mit moderatem GOS-Gehalt

Gemüse: Butternusskürbis

Hülsenfrüchte: Kichererbsen aus Konserven, gekochte rote und grüne Linsen

Nüsse: Mandeln

Disaccharide

In unserer Nahrung befindet sich nur eine Form des Zweifachzuckers, welcher als FODMAP fungieren kann, und das ist die **Laktose** (Milchzucker).

Laktose

Der Milchzucker besteht aus zwei Einfachzuckern, der Glukose (Traubenzucker) und der Galaktose (Schleimzucker). Die Aufspaltung der Laktose erfolgt im Dünndarm durch ein Enzym, das als Laktase bezeichnet wird. Bei einem Mangel an diesem Enzym kann nicht der gesamte Milchzucker abgebaut werden, wodurch die Laktose unverdaut in den Dickdarm gelangt und dort von Bakterien vergoren wird. Dieser Vorgang führt zur Bildung von Gasen und zur Wasseraufnahme im Dickdarm, was zu den typischen Reizdarmsymptomen führt. Nur in dieser gespaltenen Form können die Zuckermoleküle vom Darm ins Blut aufgenommen und als Energiequelle verwendet werden.

Einen Mangel an dem Enzym Laktase bezeichnet man als **Laktoseintoleranz** oder **Laktosemalabsorption**, welche angeboren oder im Laufe des Lebens erworben wird. Die Mehrheit der Weltbevölkerung kann die Laktose nach dem Säuglingsalter nicht mehr richtig verwerten. Die Laktaseaktivität bildet sich zurück, wenn mit dem Stillen bzw. mit der Säuglingsmilchnahrung aufgehört wird.

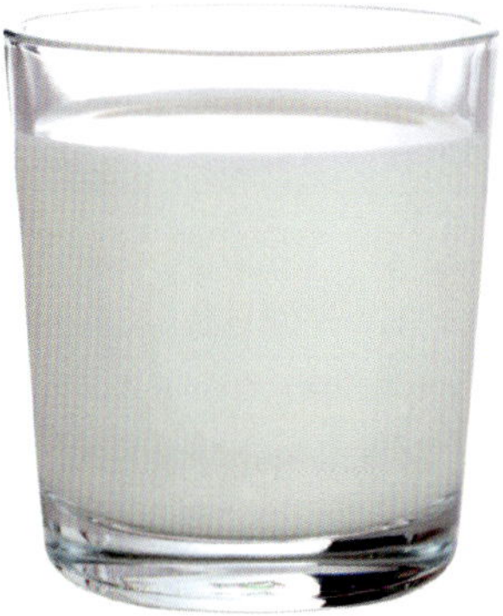

Wie stark die Laktaseaktivität zurückgeht, ist individuell verschieden und genetisch bedingt. So finden sich große **regionale Unterschiede** hinsichtlich der Häufigkeit einer Laktoseintoleranz. Zeigen in nordischen Ländern, wie in Skandinavien, nur ca. 3 % der Bevölkerung einen Verlust an Laktase, so sind es in Afrika fast 100 %. Im deutschsprachigen Raum ist ca. jeder Fünfte von einer Laktoseintoleranz betroffen.

Eine Laktoseintoleranz kann aber auch in der **Folge von Krankheiten** auftreten, die zur Schädigung der Darmschleimhaut mit Verlust der Darmzotten geführt haben. Hierzu gehören z. B. chronisch entzündliche Darmerkrankungen (Morbus Crohn und Colitis ulcerosa) und Zöliakie. Werden diese Krankheiten behandelt, verbessert sich in der Regel die Laktoseverträglichkeit. Ein häufigeres Auftreten der Laktoseintoleranz bei bestehendem Reizdarmsyndrom ist jedoch nicht der Fall.

In jedem Fall profitieren Laktoseintolerante von einer Reduzierung der Milchzuckerzufuhr im Rahmen einer FODMAP-armen Diät. In den meisten Fällen werden kleine Mengen Laktase produziert, sodass es nicht erforderlich ist, den Milchzucker zur Gänze aus der Ernährung zu streichen.

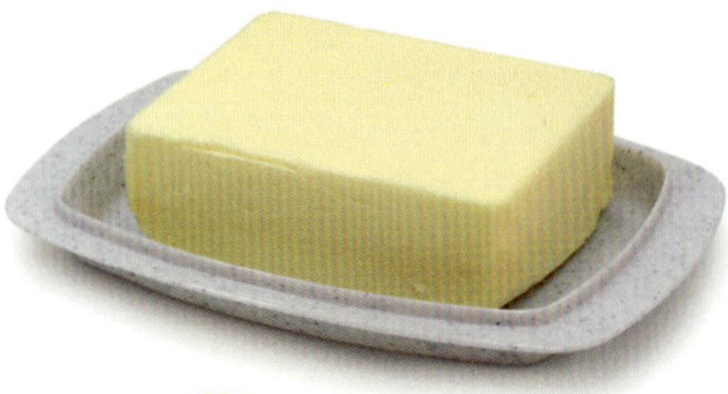

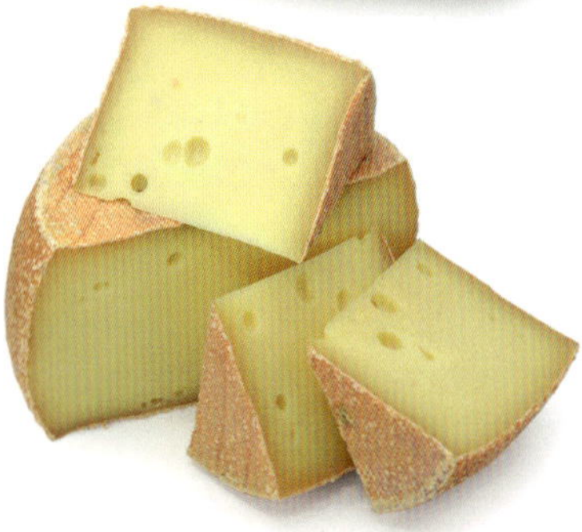

Von Natur aus kommt Laktose in der Milch von Säugetieren und in den daraus hergestellten Produkten wie Molke, Joghurt, Kefir, Sahne/Rahm, Quark/Topfen, Frischkäse etc. vor. Fast alle diese Produkte werden bereits im Supermarkt und Reformhaus in einer laktosefreien Variante (< 0,1 g/100 g bzw. 100 ml) angeboten. Butter und beinahe alle Schnitt- und Hartkäsesorten dagegen gelten als laktosefrei. Die Aufnahme von Milchzucker beträgt in unseren Breiten normalerweise durchschnittlich 35–40 g pro Tag.
Die folgende Tabelle zeigt den Laktosegehalt in absteigender Reihung von Lebensmitteln pro 100 g.

Laktosegehalt von Lebensmitteln

100 g Lebensmittel	Laktosegehalt
Nougat	25 g
Kondensmilch 10 % Fett, Kondensmagermilch	12–13 g
Vollmilchschokolade	9–10 g
Magermilch, Vollmilch, Schafmilch, Ziegenmilch, Molke, fettarmes Joghurt, Buttermilch, Sauermilch, Acidophilusmilch, Kefir, Hüttenkäse	4–5 g
Kaffeesahne, Schafmilchjoghurt 6 % Fett, Frischkäse Magerstufe, Mascarpone, Joghurt 3,5 % Fett, Magerquark, Fruchtbuttermilch, saure Sahne, Schlagsahne, Fruchtjoghurt	3–4 g
Quark 20–40 % F. i. T., Gervais-Frischkäse 55 % F. i. T., Frischkäse Doppelrahmstufe, Crème fraîche	2–3 g
Butter, Schafskäse (Feta), Cheddar 50 % F. i. T., Ricotta, Camembert, Brie, Grillkäse (Halloumi®), Mozzarella	unter 1 g

Quelle: angelehnt an DGE (2013)

Darüber hinaus wird Milchzucker aufgrund seiner technologischen Eigenschaften, wie z. B. dem Wasserbindungsvermögen, verschiedenen industriell hergestellten Lebensmitteln zugesetzt. Darunter fallen beispielsweise Cremeeis, Süßigkeiten, Mehlspeisen, Fertigprodukte, Instantgetränke und Süßstofftabletten. In der Verträglichkeit besteht jedoch ein Unterschied zwischen sauren Milchprodukten und den restlichen milchzuckerhältigen Lebensmitteln. Grund dafür sind die Milchsäurebakterien, welche Milchzucker in Milchsäure umwandeln, weshalb die Laktose in sauren Milchprodukten zum Verzehr teilweise abgebaut ist. Zudem haben Laktobazillen einen reinigenden Effekt auf den Dünndarm und schützen vor Erkältung wie auch vor Durchfall.
Allgemein richtet sich jedoch die Strenge der Diät nach dem Grad der Intoleranz, wobei viele 3–4 g Laktose pro Portion bzw. Mahlzeit ohne Probleme vertragen. Zu erwähnen ist, dass beim Laktoseverträglichkeitstest 25–50 g Milchzucker auf einmal verabreicht werden.

Nahrungsmittel mit hohem Laktosegehalt (>4 g pro Portion)

Milch: tierische Milch (Kuh-, Schaf-, Ziegen-, Stutenmilch), Kondensmilch

Milchprodukte: Joghurt, Cremeeis, Buttermilch, Sauermilch, Acidophilusmilch, Molke, Kefir, Desserts und Speisen auf Milchbasis (Pudding, Cremen, Milchmixgetränke, Milchreis, Milchgrieß etc.)

Käse: Magerquark/-topfen, Quark 20 %, Hüttenkäse

Sonstiges: Nougat, Vollmilchschokolade

Nahrungsmittel mit moderatem Laktosegehalt (1–4 g pro Portion)

Milchprodukte: Kaffeesahne, saure Sahne/Sauerrahm, Sahne/Obers, Crème fraîche, Mascarpone in kleinen Mengen (< 100 g bzw. ml)

Käse: Quark/Topfen 40 %, Gervais, Ricotta, Doppelrahmfrischkäse

Monosaccharide

Auch unter den Einfachzuckern gibt es nur eine Form, welche als FODMAP fungieren kann, und das ist die Fruktose (Fruchtzucker).

Fruktose

Der Fruchtzucker kommt hautsächlich als freie Fruktose, als Bestandteil der Saccharose (Haushalts- oder Kristallzucker) und als Fruktane (Oligofruktose bzw. Fruktooligosaccharide) vor und besitzt als kristalline Form von allen Einfachzuckern die stärkste Süßkraft. Normalerweise wird Fruktose im Dünndarm in die Blutbahn aufgenommen. Dabei gibt es einerseits den Weg über den sogenannten GLUT-5-Transporter, der eine niedrige Transportkapazität besitzt, und andererseits den Weg über den GLUT-2-Transporter, welcher durch Glukose (Traubenzucker) aktiviert wird und für eine rasche Aufnahme sorgt. Dies ist auch der Grund, warum Fruktose bei zeitgleicher Einnahme mit Glukose im Dünndarm gut aufgenommen wird und die Aufnahme von freier Fruktose nur langsam entlang des Dünndarms geschieht. Eine Intoleranz gegenüber Fruchtzucker ist dann gegeben, wenn das GLUT-5-Transportsystem in seiner Aktivität beeinträchtigt ist.

Als Folge gelangt der mit der Nahrung zugeführte Fruchtzucker in den Dickdarm, wo er von Bakterien abgebaut wird, wodurch große Mengen an Wasserstoff, Kohlendioxid und kurzkettige Fettsäuren entstehen, die für die typische Reizdarmsymptomatik verantwortlichen Substrate.

Diese Störung, bezeichnet als **Fruktosemalabsorption**, tritt im Laufe des Lebens bei einem Drittel der Bevölkerung auf, wovon jedoch nur die Hälfte der Betroffenen Verdauungsbeschwerden entwickelt. Klar davon abzugrenzen ist die sogenannte „hereditäre Fruktoseintoleranz". Hier handelt es sich um einen sehr seltenen angeborenen Defekt des Fruktosestoffwechsels, welcher von Geburt an eine strikte lebenslange Diät erfordert.

Fruktose ist von Natur aus hauptsächlich in Obst und daraus hergestellten Produkten wie Säften, Trockenfrüchten, Konfitüre/Marmelade etc. sowie in natürlichen Süßungsmitteln wie Honig und Agavensirup und in einigen Gemüsesorten enthalten.

Bei einer Fruktosemalabsorption ist es nicht erforderlich, Fruktose komplett aus dem Speiseplan zu streichen. Solange diese gemeinsam mit Glukose im Lebensmittel vorkommt bzw. das Verhältnis zwischen Glukose und Fruktose im Lebensmittel ausgewogen ist (1 : 1), können moderate Mengen davon (z. B. eine Hand voll geeignetes Obst bis zu zweimal täglich mit einem mehrstündigen Abstand) verzehrt werden. Dazu zählen z. B. Bananen, Beeren, Kiwis, Honig- und Zuckermelonen etc., aber auch der Haushaltszucker. Jene Lebensmittel, welche jedoch mehr Fruktose als Glukose (Verhältnis Fruktose : Glukose >1,2) enthalten, führen häufig zu Beschwerden. Exakte Werte für die tägliche durchschnittliche Fruktoseaufnahme im deutschsprachigen Raum fehlen bisher.
Ein weiterer Aspekt, welcher in der Lebensmittelauswahl zu berücksichtigen ist, ist der Zuckeraustauschstoff **Sorbit**, welcher den GLUT-5 und damit die Aufnahme von Fruktose blockiert. Eine natürliche Quelle für Sorbit (Sorbitol) ist Stein- und Kernobst (Näheres dazu siehe S. 60).

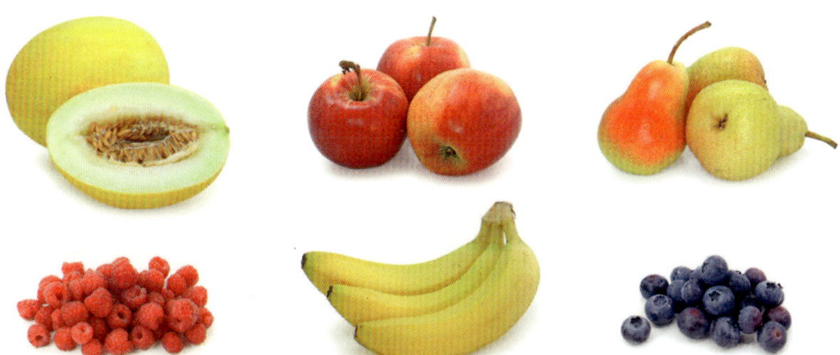

Fruktose-, Sorbit- und Glukosegehalt ausgewählter Lebensmittel (g pro 100 g)

Lebensmittel	Fruktose	Sorbit	Glukose	Verhältnis Fruktose/ Glukose
Obst				
Ananas	2,44	–	2,13	1,15
Apfel	5,74	0,33	2,03	2,83
Aprikose	0,87	0,8	1,73	0,5
Avocado	0	–	1,37	0
Banane	3,4	–	3,55	0,96
Birne	6,73	2,09	1,67	4,03
Erdbeere	2,24	0,03	2,17	1,03
Feige	5,51	–	6,99	0,79
Grapefruit	2,1	–	2,38	0,88
Heidelbeere	3,34	0	2,47	1,36
Himbeere	2,05	0,01	1,79	1,15
Honigmelone	1,3	–	1,6	0,81
Johannisbeere	2,49	–	2,01	1,24
Khaki	8	–	7	1,14
Kiwi	4,6	–	4,32	1,06
Limette	0,8	–	0,8	1
Litschi	3,2	–	5	0,64
Mandarine	1,3	–	1,7	0,76
Mango	2,6	–	0,85	3,06
Maracuja	2,81	–	3,64	0,77
Nektarine	1,79	0,81	1,79	1
Orange	2,58	–	2,29	1,13
Papaya	3,5	–	3,6	0,97
Pfirsich	1,23	0,69	1,04	1,19
Pflaume	2,01	2,61	3,36	0,6
Preiselbeere	2,93	–	3,03	0,97
Rhabarber	0,39	–	0,41	0,96
Sauerkirsche	4,28	1,02	5,18	0,83
Süßkirsche	6,32	1,89	7,13	0,89

Fruktose-, Sorbit- und Glukosegehalt (Fortsetzung)

Lebensmittel	Fruktose	Sorbit	Glukose	Verhältnis Fruktose/ Glukose
Wassermelone	3,92	–	2,02	1,94
Weintraube	7,08	0,1	7,1	1
Zitrone	1,35	–	1,4	0,96
Trockenobst				
Apfel	27,81	2,49	9,84	2,83
Aprikose	4,88	4,6	9,69	0,5
Dattel	24,92	1,35	25,02	1
Feige	23,5	–	25,7	0,91
Pflaume	9,37	6,57	15,67	0,6
Rosine	33,2	0,89	32	1,04
Säfte				
Apfelsaft	6,4	0,56	2,4	2,67
Birnensaft	6,36	1,98	1,58	4,03
Kirschsaft, sauer	5,3	0,97	6,5	0,82
Kirschsaft, süß	5,03	1,51	5,68	0,89
Orangensaft	2,47	–	2,61	0,95
Traubensaft	8,3	0,1	8,1	1,02
Brotaufstriche				
Apfelkonfitüre	27,1	0,12	26,1	1,04
Erdbeerkonfitüre	18,66	0,01	21,92	0,85
Himbeerkonfitüre	13,8	0	16,54	0,83
Honig	38,04	–	33,24	1,14
Pflaumenmus	16,24	6	17,7	0,92

Anmerkung:
–: Es liegen keine Daten vor.

Verhältnis Fruktose/Glukose <1: das Lebensmittel enthält mehr Glukose als Fruktose; = 1: das Lebensmittel enthält gleiche Mengen Fruktose und Glukose; >1: das Lebensmittel enthält mehr Fruktose als Glukose.

Quelle: DGE (2013)

Fruktose ist außerdem Bestandteil von **Maissirup** (in der Literatur häufig als „high fructose corn sirup“, abgekürzt mit HFCS, bezeichnet), welcher sich gerne in industriell hergestellten Nahrungsmitteln versteckt, da es eine kostengünstigere Alternative zu Saccharose darstellt. Je nach Höhe des Fruktoseanteils wird dieser als Glukose-Fruktose-Sirup oder als Fruktose-Glukose-Sirup deklariert. Ebenfalls findet die reine Fruktose in der Industrie Einsatz. Auch Sorbit findet in der Industrie Anwendung, zumeist als Süßungsmittel in energiereduzierten bzw. zuckerfreien Produkten.
Besteht eine Fruktosemalabsorption bei Reizdarmbetroffenen, so verbessert die Reduzierung der Fruktosezufuhr im Rahmen der FODMAP-armen Diät erfahrungsgemäß die Beschwerdesymptomatik.
Die Strenge der Diät richtet sich nach der Ausgeprägtheit der Fruktosemalabsorption. Die nachfolgende Tabelle führt jene Nahrungsmittel an, welche freie Fruktose enthalten und daher zu meiden sind.

(Grund-)Nahrungsmittel mit hohem Gehalt an freier Fruktose

Gemüse: in Konserven eingelegte Artischockenherzen, Artischocken, Spargel, Zuckerschoten, Topinambur

Hülsenfrüchte: Saubohnen (Ackerbohnen)

Obst: Äpfel, Boysenbeeren, Kirschen, Mangos, Nashi-Birnen, Birnen, Tamarillos, Wassermelonen

Getränke: Rum, Wein

Süßungsmittel: Honig, Agavensirup, Birnendicksaft, Fruktose-Glukose-Sirup, Fruktosesirup

Sonstiges: Balsamicoessig

Polyole

Polyole werden auch als Zuckeralkohole bzw. Zuckeraustauschstoffe bezeichnet. Zu ihnen zählen Sorbit (E420), Mannit (E421), Xylit (E 967), Maltit (E965), Laktit (E966) und Isomalt (E953). Ihre Deklaration kann mit der angegebenen Zusatzstoffnummer oder mit „ol"-Endung (z. B. Sorbitol, wenn die englische Bezeichnung Anwendung findet) erfolgen. Ebenfalls zu dieser Gruppe zählt man die sogenannte Polydextrose (E1200), welche eine synthetische Verbindung aus Glukose, Sorbit und Zitronensäure darstellt. Alle Polyole haben gemeinsam, dass sie nicht resorbiert, sondern erst in tieferen Darmabschnitten mikrobiell verstoffwechselt werden.

Polyole führen in größeren Mengen selbst bei einem gesunden Darm häufig zu Beschwerden. Das Vorkommen in der Natur ist begrenzt auf Obst, Gemüse und Pilze, in welchen primär Sorbit enthalten ist. Betroffen sind zum Großteil jene Sorten, welche einen größeren Anteil an freier Fruktose aufweisen. **Sorbit** ist auch jener Zuckeralkohol, welcher von der Industrie aufgrund seines süßen Geschmacks am häufigsten als künstlicher Zuckeraustauschstoff eingesetzt wird, z. B. in zuckerfreien Kaugummis, zuckerfreien Bonbons und Light-Produkten, oder als Feuchthaltemittel, z. B. in Mehlspeisen. **Mannit** wird auch gerne als pharmazeutischer Hilfsstoff (u. a. zur Tablettenherstellung) und als Arzneistoff in der Pharmaindustrie verwendet. **Xylit** wird u. a. auch aus der Rinde der Birke gewonnen und deshalb auch als Birkenzucker bezeichnet. Er weist einen ähnlichen Geschmack wie Haushaltszucker sowie die gleiche Süßkraft auf und wird aufgrund seines natürlichen Vorkommens auch isoliert in Reformhäusern und teilweise in Bio-Supermärkten als kalorienarmer Zucker (knapp ⅓ der Energie von Saccharose) verkauft. **Polydextrose** dient der Industrie zusätzlich als Träger- und Füllstoff.

Industriell hergestellte Lebensmittel, welche mehr als 10 % Polyole enthalten, müssen in Österreich mit der Kennzeichnung „kann bei übermäßigem Verzehr abführend wirken" versehen werden. Eine Menge von mehr als 0,5 g Polyolen pro Mahlzeit stellt speziell bei Reizdarmsyndrom ein Problem dar.

(Grund-)Nahrungsmittel mit hohem Gehalt an Polyolen
Gemüse: Karfiol, Zuckerschoten, Pilze
Obst: Äpfel, Aprikosen/Marillen, Brombeeren, Litschis, Nektarinen, Pfirsiche, weiße Pfirsiche, Nashi-Birnen, Birnen, Pflaumen, Wassermelonen
Sonstiges: Kokoswasser

(Grund-)Nahrungsmittel mit moderatem Gehalt an Polyolen
Gemüse: Butternusskürbis, Stangensellerie, Maiskolben, Süßkartoffeln
Obst: Kirschen, Longon, Avocado
Sonstiges: Kokosette, Kokosflocken

Industrielle Produkte – ein Versteck für FODMAPs?

Wie anhand der Polyole ersichtlich ist, können sich FODMAPs auch in verarbeiteten Lebensmitteln, Getränken sowie Medikamenten und Nahrungsergänzungsmitteln befinden. Es ist daher unbedingt erforderlich, alle industriell hergestellten Nahrungsmittel auf ihre Inhaltsstoffe zu überprüfen oder sie zu meiden.

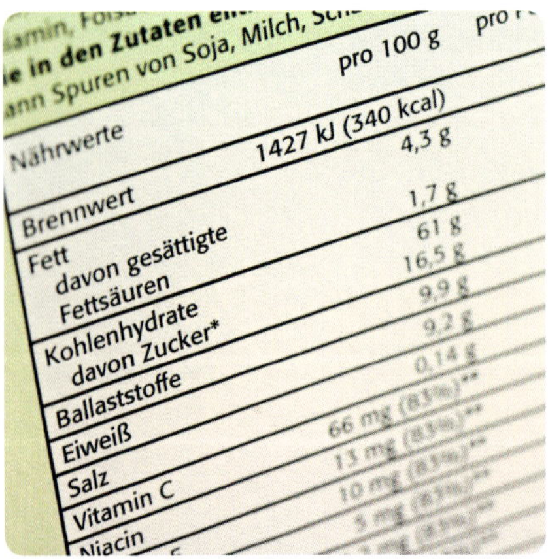

Grundsätzlich gibt die **Reihung der Zutaten** Aufschluss über die enthaltene Menge. Alle Zutaten eines Lebensmittels müssen auf der Verpackung in absteigender Reihenfolge, beginnend mit der Zutat, die mengenmäßig am meisten enthalten ist, angeführt sein. Als Letztes steht die Zutat, die in geringster Menge vorhanden ist. D. h., je weiter vorne eine Zutat aufgelistet ist, desto höher ist der Anteil im Produkt.

Die nachfolgende Tabelle zeigt jene Inhaltsstoffe auf, hinter denen sich FODMAPs verbergen.

FODMAP	Industrielle Inhaltsstoffe
Oligosaccharide	Inulin, Oligofruktose, Zwiebelpulver, Knoblauchpulver
Disaccharide	Laktose, Milchzucker, Magermilch(pulver), Milch(pulver), Vollmilch(pulver), Molke(pulver), Süßmolke(pulver), Sauermolke(pulver), Molkenerzeugnisse, Sahne/Rahm, Kondensmilch
Monosaccharide	Fruktose, Fruchtzucker, Fruktosesirup, Fruktose-Glukose-Sirup, Maissirup, Zuckeraustauschstoff, Invertzucker (Kunsthonig), Honig; Apfel-, Birnen-, Traubendicksaft; Agavensirup
Polyole	Sorbit (E420), Mannit (E421), Isomalt (E953), Maltit (E965), Xylit (E967), Polydextrose (E1200), Laktit (E966)

Beispiele für Inhaltsstoffe, hinter denen sich FODMAPs verbergen

Zur Veranschaulichung und leichteren praktischen Umsetzung der Vorgehensweise bei Fertigprodukten finden Sie nachfolgend die Zutatenlisten einiger industriell hergestellter Lebensmittel. Die enthaltenen FODMAPs sind hier jeweils fett hervorgehoben.

Suppenwürfel
Zutaten: jodiertes Speisesalz, Maltodextrin, Geschmacksverstärker (Mononatriumglutamat, Dinatriuminosinat, Dinatriumguanylat), 4,5 % Gemüsesaftkonzentrate (Karotte, Steckrübe, Wirsing), 3,5 % Gemüse (**Zwiebeln**, Sellerie, roter Gemüsepaprika), **Knoblauchgranulat**, Zucker, Hefeextrakt, Palmöl, Speisesalz, Kräuter (Petersilie, Basilikum, Liebstöckel, Korianderblätter), Gewürze (Fenchelsamen, Kurkuma, Muskatnuss, Pfeffer), Säuerungsmittel Zitronensäure. Kann Spuren von Gluten, Milch und Ei enthalten.

Wellnessgetränk
Zutaten: natürliches Mineralwasser, **Fruchtzucker, Apfelsaft aus Apfelsaftkonzentrat (1,8 %)**, Ribiselsaft aus Ribiselsaftkonzentrat (0,2 %), Kohlensäure, Säuerungsmittel Zitronensäure, natürliches Aroma.

Müsliriegel ohne Zuckerzusatz
Zutaten: Haferflocken, **Maltitsirup**; Kokosraspeln: 9 % **Isomalt, Sorbitsirup; getrocknete Birnenstücke**: 6,3 % pflanzliches Fett, **Weizenflocken**, Aroma.

„kann Spuren von ... enthalten“
Bei der angegebenen Kennzeichnung „kann Spuren von ... enthalten“ handelt es sich um eine Information ausschließlich für Allergiker, die bereits beim Verzehr von Spuren bestimmter Lebensmittel allergische Reaktionen bis hin zu einem lebensbedrohlichen anaphylaktischen Schock erleiden können. Lebensmittelhersteller müssen eine Reihe von Lebensmitteln, die nach einhelliger wissenschaftlicher Meinung häufiger allergische Reaktionen hervorrufen, auf Fertigpackungen verbindlich kennzeichnen. Bei Lebensmitteln, die diese Lebensmittel nicht über die Rezeptur enthalten, sichern sich immer mehr Hersteller trotzdem durch entsprechende Hinweise wie „kann Spuren von ... enthalten“ ab, falls unbeabsichtigte Spuren im Lebensmittel vorkommen. In der Regel produziert ein Betrieb eine Reihe verschiedener Lebensmittel mit den gleichen Maschinen. Daher ist es trotz gründlicher Reinigung möglich, dass Reste von Zutaten in den Maschinen verbleiben, die dann in kleinsten Mengen (Spuren) in einem Lebensmittel auftauchen können, das diese normalerweise nicht enthält.

Was darf man bei einer FODMAP-armen Diät essen?

Das folgende Kapitel unterteilt alle auf FODMAPs getesteten Grundnahrungsmittel in die drei folgenden Kategorien:

- kein bzw. niedriger Anteil an FODMAPs
- moderater Anteil an FODMAPs
- hoher Anteil an FODMAPs

Nahrungsmittel, welche nicht in den Tabellen aufscheinen, sind derzeit noch nicht auf ihren FODMAP-Gehalt getestet.

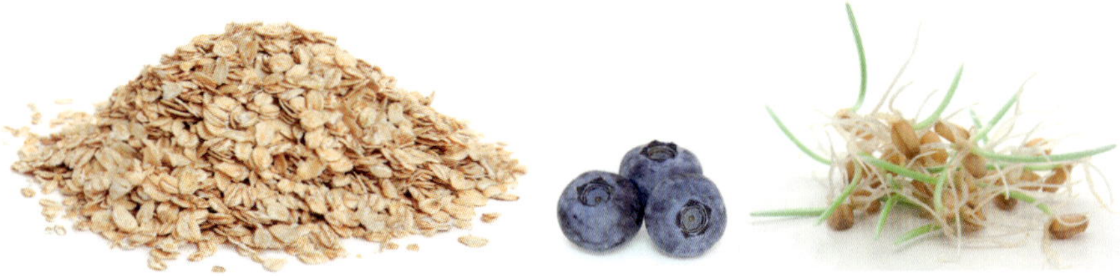

Kein bzw. niedriger Anteil an FODMAPs

Die in der nachfolgenden Tabelle angeführten Grundnahrungsmittel weisen keinen oder nur einen sehr geringen Gehalt an FODMAPs auf und sollten daher keine Beschwerden auslösen. Voraussetzung dafür ist der Verzehr in einer üblichen Menge bzw. Portionsgröße.

Getreide, Getreideprodukte	Reis, Hirse, Mais, Quinoa, Hafer, Buchweizen und alle daraus hergestellten Produkte wie Mehl, glutenfreie Mehlmischungen aus diesen Getreidearten, Stärke, Teigwaren, Flocken, Flakes, Grieß, Kleie, Drinks etc.; Kartoffelstärke; Sago (das Mark der Sagopalme), Tapioka, Pfeilwurzel, Sorghum; Guarkernmehl (als Bindemittel)
Gemüse, Salat, Hülsenfrüchte	Auberginen/Melanzani, Babyspinat, Spinat, Sojasprossen, Bambussprossen, grüne Bohnen/Fisolen, Fenchelblätter, Pak Choi, Paprika, Karotte, Sellerieknolle, Chicoreeblätter, Gurke, Zucchini, Endiviensalat, Ingwer, Kopfsalat/Blattsalat, Radicchiosalat, Lollo rosso, Rucola, grüner Teil der Frühlingszwiebel, Pastinaken, Kartoffeln, Kürbis (Ausnahme: Butternusskürbis), Radieschen, Mangold, Tomaten, schwarze Oliven, grüne Oliven, Meeresalgen (Nori), Yamswurzel; Tofu, Tempeh
Obst	Ananas, Banane, Cassis, Drachenfrucht, Erdbeere, Heidelbeere/Blaubeere, Honigmelone, Zuckermelone, Himbeere, Ribisel/Johannisbeere, Kiwi, Klementine, Limette, Mandarine, Orange, Passionsfrucht, Preiselbeeren, Cranberrys, Papaya, Rhabarber, Sternfrucht/Karambole, Tangelo, Zitrone; Konfitüre/Marmelade, hergestellt aus den Obstsorten mit geringem FODMAP-Gehalt und Zucker
Milch, Milchprodukte	laktosefrei hergestellte Milch und Milchprodukte (enthalten < 0,1 g Laktose pro 100 g) aus tierischer Milch; Butter; Hart- und Schnittkäse; Weichkäse, z. B. Camembert, Brie etc.; Mozzarella, Feta
Fleisch, Wurst, Fisch, Eier	alle

Öle, Fett	alle
Nüsse, Samen, Kerne	Chia-Samen, Leinsamen, Flohsamen
Süßungsmittel	Zucker/Saccharose: weiß oder braun, Rohzucker, Rohrzucker, Kandiszucker; Traubenzucker (Glukose, Glukosesirup, Dextrose); Zuckerersatzstoffe (enden nicht mit -it bzw. -ol), wie z.B. Aspartam (E951), Acesulfam K (E950), Thaumatin (E957), Saccharin (E952), Erythrit (E968), Stevia (E960); Reissirup, Ahornsirup, Melasse; Vanillezucker
Getränke	Wasser, Mineralwasser; Soft Drinks ohne Fruchtanteil, z.B. Limonaden, Eistee, Light Soft Drinks mit Zuckerersatzstoffen, aber ohne Fruktose oder Zuckeraustauschstoffe; Fruchtsirupe aus den Obstsorten mit geringem FODMAP-Gehalt, hergestellt mit Zucker; Kaffee, die meisten Tees
Sonstiges	alle frischen und getrockneten Kräuter, Gewürze; Sojasauce, Fischsauce, Worcestersauce, Senf, Ketchup; Essig (Ausnahme: Balsamico); dunkle Schokolade, mit Zucker hergestellte Bonbons, mit Zucker hergestellte Kaugummi, Erdnussbutter; Kakao; Backpulver, Gelatine, Xanthan E415 (Verdickungs- und Geliermittel)

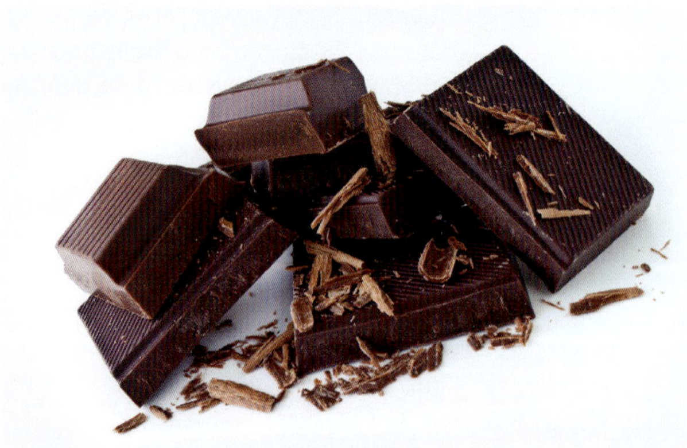

Moderater Anteil an FODMAPs

Die in der nachfolgenden Tabelle angeführten Grundnahrungsmittel weisen einen moderaten Gehalt an FODMAPs auf. Bei einem Verzehr in der angegebenen Menge ist eine gute Verträglichkeit wahrscheinlich.

Getreide, Getreideprodukte	Dinkel (Dinkelteigwaren <80 g gekocht, 100 % Dinkelbrot 50 g, Dinkelmehl 25 g), Amaranth (<40 g), gepuffter Amaranth (10 g), Buchweizen im Ganzen (gekocht <30 g); Johannisbrotkernmehl (1 TL bzw. als kleiner Bestandteil industriell hergestellter Produkte), Weizenstärke (als kleiner Bestandteil industriell hergestellter Produkte, davon ausgenommen sind glutenfreie Produkte auf Basis von Weizenstärke)
Gemüse, Salat, Hülsenfrüchte	rote Beete/Rüben (20 g), Brokkoli (<50 g), Kohlsprossen (2 Stk.), Butternusskürbis (<30 g), Kohl/Kraut (<50 g), Grünkohl/Wirsing (<40 g), Chili (<15 g), Mais (<50 g oder ½ Kolben), Stangensellerie (<15 g), Erbsen (<40 g), Fenchelknolle (<50 g), Okra (6 Schoten), Süßkartoffeln (<70 g); gut abgespülte Linsen (<25 g) und Kichererbsen (<50 g) aus Konserven, gekochte grüne und rote Linsen (<25 g); Tomaten geschält aus der Konserve (<90 g); getrocknete Tomaten (<5 Stk.); Sojadrinks und Sojaprodukte auf Basis von Sojaeiweiß; Sojamehl (als kleiner Bestandteil industriell hergestellter Produkte)
Obst	Avocado (¼ Stk.); frische Feigen (<100 g), Weintrauben (<100 g); reife Süßbanane (<60 g), Grapefruit (½ Stk.); Longonfrucht (5 Stk.), Rambutan (2 Stk.); Bananenchips (<10 Stk.), getrocknete Cranberrys (<15 g); Granatapfel (<¼ Tasse Kerne); Konfitüre/Marmelade aus Stein- und Kernobst, mit Zucker hergestellt (1–2 TL), z. B. Aprikosen-/Marillen- oder Kirschenkonfitüre

Milch, Milchprodukte	Sahne/Obers, Kaffeesahne: <50 ml; saure Sahne/Crème fraîche/Mascarpone: <100 g; Quark/Topfen 40 %, Gervais, Ricotta, Doppelrahmfrischkäse: <150 g; frischer Schafskäse (<125 g), Halloumi (<100 g)
Fleisch, Wurst, Fisch, Eier	keine
Öle, Fett	keine
Nüsse	Mandeln und Haselnüsse (<10 Stk. bzw. 2–3 TL); alle restlichen Nüsse, z. B. Walnüsse, Erdnüsse sowie Samen und Kerne, z. B. Sonnenblumen-, Kürbis-, Pinienkerne, Sesam (je 1 Hand voll), mit Ausnahme von Cashewnüssen und Pistazien
Süßungsmittel	Zucker/Saccharose in größeren Mengen: weißer oder brauner Zucker, Rohzucker, Rohrzucker, Kandiszucker
Getränke	reine Fruchtsäfte aus FODMAP-armen Obstsorten (max. 125 ml); Gemüsesaft aus Tomaten, Karotten, Sellerie, roten Beeten/Rüben (max. 200 ml); aus Carobpulver (1 TL) hergestellter Kakao
Sonstiges	Milchschokolade, weiße Schokolade und Nuss-Nougat-Creme (15 g); Kokosette/Kokosflocken (<40 g), Kokosmilch (<125 ml); Balsamicoessig (1 EL)

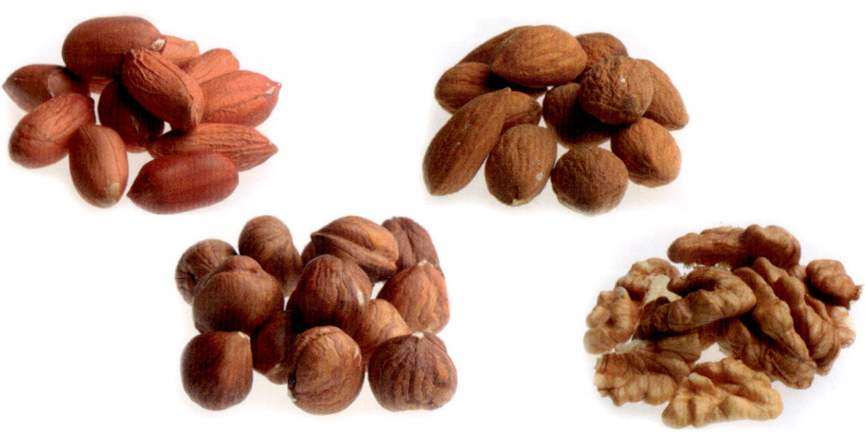

Hoher Anteil an FODMAPs

Die in der nachfolgenden Tabelle angeführten Grundnahrungsmittel weisen einen hohen Gehalt an FODMAPs auf. Der Verzehr dieser Nahrungsmittel kann Beschwerden auslösen.

Getreide, Geteide-produkte	Weizen (Couscous, Bulgur), Roggen, Gerste und daraus hergestellte Produkte in größeren Mengen, z. B. Brot, Mehlspeisen, Teigwaren, Flocken, Mehl, Grieß, Kleie etc.; glutenfreie Spezialprodukte mit einem hohen Anteil an Weizenstärke, Sojamehl, Johannisbrotkernmehl oder Lupinenmehl sowie Apfel- oder Erbsenfaser
Gemüse, Salat, Hülsenfrüchte	Knoblauch, weißer Teil von Lauch, rote Zwiebel, weiße Zwiebel, Schalotte, weißer Teil der Frühlingszwiebel, Spargel, Karfiol/Blumenkohl, Pilze, Zuckerschoten, Löwenzahnblätter, Topinambur, Schwarzwurzeln, Artischocken; Kichererbsen, Linsen, weiße Bohnen, Limabohnen, Kidneybohnen, Sojabohnen, Schälerbsen, Borlottibohnen (kleine Wachtelbohnen), Mondbohnen (Limabohnen), schwarze Bohnen, Schwarzaugenbohnen, Pintobohnen (Wachtelbohnen), Mungobohnen, Saubohnen (Ackerbohnen); Sojadrinks und Sojaprodukte auf Basis von ganzen Sojabohnen
Obst	Apfel, Aprikose/Marille, Birne, Brombeeren, Cranberry, frische Dattel, Kaki, Kirsche, Mango, Nashi-Birne, Nektarine, Pfirsich, Pflaume/Zwetschke, Tamarillo, Wassermelone, Litschi; Trockenfrüchte (Sultaninen, Rosinen, Datteln, Feigen, Dörrpflaumen etc.)
Milch, Milchprodukte	tierische Milch (Kuh-, Schaf-, Ziegen-, Stutenmilch), Kondensmilch; Joghurt, Buttermilch, Sauermilch, Acidophilusmilch, Molke, Kefir; Desserts und Speisen auf Milchbasis (Pudding, Cremen, Milchmixgetränke, Milchreis, Milchgrieß etc.); Magerquark/-topfen, Quark 20 %, Hüttenkäse; Kefir

Fleisch, Wurst, Fisch, Eier	keine
Öle, Fett	keine
Nüsse	Cashewnüsse, Pistazien; Tahini
Süßungsmittel	Honig, Agavensirup, Birkenzucker (Xylit(ol)), Fruchtzucker (Fruktose, Fruktosesirup); Fruchtsirup bzw. -dicksaft, z. B. Apfeldicksaft, Birnendicksaft
Getränke	Fruchtsäfte aus Obstsorten mit hohem FODMAP-Gehalt; Limonaden und Eistee mit Fruchtsaftanteil; „Wellnessgetränke“ (Mineralwasser mit Fruktose, Sorbit oder anderen Zuckeraustauschstoffen); konzentrierter Chai-Tee, konzentrierter Kamillentee, Fencheltee, Oolong-Tee, Löwenzahnblättertee; Getreidekaffee aus Gerste, Gerstenmalz, Zichorie sowie Roggen; alkoholische Getränke in größeren Mengen, v. a. Rum, Most, Cider, Sturm, Likörweine, Spätlese; Kokoswasser
Sonstiges	Nougat, Vollmilchschokolade, Cremeeis; Zuckerl/Bonbons und Kaugummi mit Zuckeraustauschstoffen

Das Wissen über den FODMAP-Gehalt der Grundnahrungsmittel sowie das Lesen der Zutatendeklaration ist Voraussetzung, um über den Verzehr industriell hergestellter Nahrungsmittel entscheiden zu können.

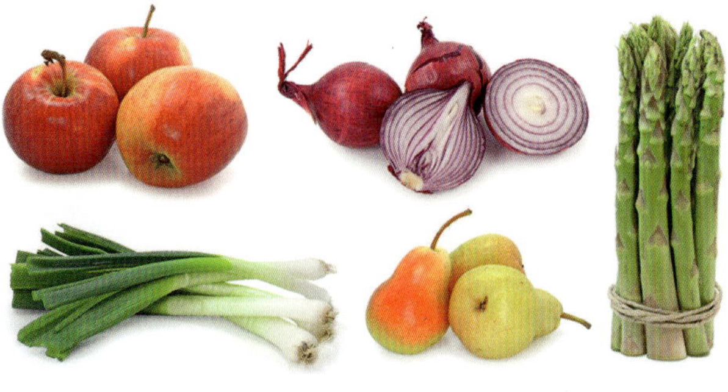

Schritt für Schritt zur FODMAP-armen Diät

Hinweis

Dieses Buch mit allen detaillierten Informationen zur FODMAP-armen Diät ist kein Ersatz für eine individuelle Ernährungsberatung. Besonders bei dieser komplexen Diätform ist es wichtig, die Ernährung so vielseitig wie möglich gestalten zu können. Durch die fachliche Betreuung von Diätologen können zusätzliche Ernährungsbedürfnisse, wie z. B. Untergewicht, Vegetarismus, Allergien, Diabetes, erhöhte Blutfette etc., berücksichtigt werden und eine Diät kann dahingehend optimiert werden. Die Phase 1 der FODMAP-armen Diät stellt keine Langzeiternährung dar und sollte unter fachlicher Anleitung in Phase 2 und 3 übergeführt werden.

Oligosaccharide und Polyole können zwar aufgrund ihrer Unverdaulichkeit Auslöser für Beschwerden sein, sie dienen jedoch den Darmbakterien auch als Nahrung (Prebiotika) und erhalten die Zusammensetzung der Mikrobiota. Eine intakte Mikrobiota ist wesentlicher Baustein unserer Gesundheit.

Grundsätzlich ist für die Durchführung einer Diät, welche eine Beschwerdefreiheit oder -armut als Ziel hat, das Setzen eines **Zeitrahmens** sinnvoll. Nur ein konsequentes Einhalten über meist 6 bis max. 8 Wochen bringt rasch Klarheit über die individuelle Wirksamkeit ohne nachteilige Nebeneffekte.

Vor der Diät

Diagnose Reizdarmsyndrom

Das Reizdarmsyndrom muss fachärztlich diagnostiziert werden, wodurch zeitgleich auch andere Erkrankungen mit denselben oder ähnlichen Leitsymptomen, z. B. Bakterielles Überwucherungssyndrom, chronische entzündliche Darmerkrankunge etc., ausgeschlossen werden.

Abklärung bzw. Ausschluss: Zöliakie

Vor Beginn der FODMAP-armen Diät sollte das Krankheitsbild einer Zöliakie ausgeschlossen werden. Zöliakie ist eine **chronische Erkrankung**, die bei entsprechender Veranlagung durch den Genuss **glutenhaltiger Speisen** ausgelöst wird. Gluten, ein

Klebereiweiß, ist in vielen Getreidesorten, unter anderem in Weizen, Roggen und Gerste, enthalten und führt bei dieser Veranlagung zu einer Abflachung der Dünndarmschleimhaut und zum Verlust der Möglichkeit, **Nährstoffe aufzunehmen**. Die Folgen sind schwere Mangelzustände (z.B. an Mikronährstoffen wie Eisen, Kalzium, Vitamin A, D, E, K und B12), Verdauungsbeschwerden und weitere vielfältige Symptome, wie z.B. Haarausfall, Knochenschmerzen, Müdigkeit und Zyklusstörungen. Eine Diagnosestellung (am einfachsten über Blutabnahme und Nachweis von speziellen Antikörpern wie Anti-TTG oder EMA) ist nur möglich, wenn keine vorausgehende Diät, welche arm oder frei an Gluten ist, erfolgte. Da insbesondere glutenhaltige Nahrungsmittel auch reich an Fruktanen sind und diese bei der FODMAP-armen Diät eliminiert werden, gestaltet dies eine Zöliakiediagnostik nach Beginn einer FODMAP-armen Diät schwierig.

Abklärung bzw. Ausschluss: Laktose- und Fruktosemalabsorption

Fruktane, Galaktooligosaccharide und Polyole sind FODMAPs, welche niemand im Darm resorbieren kann. Diese sind während einer konsequenten FODMAP-armen Diät von jedem zu eliminieren. Gegenüber Laktose und Fruktose besteht dagegen nur bei jedem Dritten oder Vierten eine Malabsorption (= schlechte Aufnahme), welche mit einfachen Methoden ausgetestet werden kann.

Der **H_2-Atemtest** ist dabei als Goldstandard zu betrachten. Dieser beruht auf der Messung von Wasserstoff in der Atemluft, der nach oraler Gabe durch die bakterielle Vergärung nicht absorbierter Laktose bzw. Fruktose entsteht und größtenteils wieder abgeatmet wird. Der H_2-Atemtest wird bei Erwachsenen mit einer Testdosis von 25 g Fruchtzucker bzw. 25–50 g Milchzucker gelöst in 250–300 ml Wasser durchgeführt. Als pathologisch gilt, wenn die Konzentration von Wasserstoff in der Atemluft um mehr als 20 ppm (ppm = parts per million, d.h. die Menge der Wirk-

stoff- oder Schadstoffanteile pro 1 Million Teile) über den Ausgangswert ansteigt und Symptome auftreten.
Daneben gibt es die Möglichkeit der **oralen Laktose- bzw. Fruktosebelastung** mit Bestimmung der Blutglukose und als weitere Möglichkeit zur Diagnose der Laktoseintoleranz die **Genotypenanalyse**.
Sollten diese Untersuchungen im Zuge der Reizdarmabklärung durchgeführt werden und ein negatives Ergebnis aufweisen (sowie keine Symptome zur Folge haben), können diese beiden FODMAPs auch in der Diätphase verzehrt werden.

Die drei Phasen der Diät

Bei der Ernährungstherapie können drei Phasen unterschieden werden.

- Ausschlussphase
- Aufbauphase
- Erhaltungsphase

1) Ausschlussphase – strenge FODMAP-arme Ernährung
Die erste Stufe besteht aus einem Ausschluss der FODMAPs für einen Zeitraum von 6–8 Wochen. Vorab sollte eine Abklärung auf Laktose- und Fruktosemalabsorption erfolgen (siehe S. 74), somit kann bei einem negativen Ergebnis eine weniger einschränkende Diät erforderlich sein. Andernfalls sind in dieser Stufe nur jene Grundnahrungsmittel und daraus hergestellte Produkte zu verzehren, welche FODMAP-frei bzw. -arm sind (siehe Tabelle ab S. 67). In Abhängigkeit vom individuellen Beschwerdeausmaß können in begrenzten Mengen Grundnahrungsmittel, welche moderate Mengen FODMAPs enthalten (siehe S. 69) dazu verzehrt werden. Das Ausmaß sollte dabei eine moderate FODMAP-Quelle pro Mahlzeit in der empfohlenen Menge nicht überschreiten.
Kaffee und Alkohol sind unabhängig von den FODMAPs Auslöser für Beschwerden und sollten daher nur in Maßen konsumiert werden. Das bedeutet ein

Ausmaß von max. 2–3 Tassen Kaffee täglich. Hinsichtlich alkoholischer Getränke ist eine tägliche Menge von ca. ¼ l Wein oder ½ l Bier (für Frauen gilt die halbe Menge) nicht zu überschreiten. Achten Sie jedoch auf mindestens drei alkoholfreie Tage pro Woche!

Tipps für die praktische Umsetzung

Der nachfolgende Wochenspeiseplan soll als Beispiel für die praktische Umsetzung der Ausschlussphase dienen. Der Speiseplan berücksichtigt die Empfehlungen der Deutschen Gesellschaft für Ernährung (DGE) für eine gesunde und ausgewogene Ernährung, enthält jedoch keine Mengenangaben, da der Bedarf an Energie- und Nährstoffen von mehreren Faktoren abhängig ist und somit individuell gestaltet werden muss. Der Verzehr von „üblichen" Portionsgrößen, dafür mehrere kleine Mahlzeiten täglich, ist jedoch Grundstein für eine gute Verträglichkeit.

Lebensmittelbestandteile, welche als Trigger für Beschwerden dienen können (siehe dazu S. 50) sind von dem nachfolgenden Beispiel weitgehend ausgeschlossen. Eine individuelle Intoleranz gegenüber Fett kann durch zusätzliche Maßnahmen wie das Auswählen fettarmer Milchprodukte und Käsesorten, Zubereitung in beschichteten Pfannen oder im Backofen etc. berücksichtigt werden. Als Zwischenmahlzeiten eignen sich beispielsweise laktosefreie Milchprodukte (Joghurt, Buttermilch, Pudding, Milchshakes), FODMAP-armes Obst, FODMAP-arme Waffeln (Reis-/Maiswaffeln) oder Knäckebrot, Hirsebällchen, FODMAP-arme Kuchen etc.

	Frühstück	Mittag	Abend
Montag	FODMAP-armes Brot* Butter Schnittkäse Cocktailtomaten	Maisgrießnockerl-suppe* Spinat mit Kartoffeln und Spiegelei	Nudelsalat*
Dienstag	FODMAP-armes Brot* Butter FODMAP-arme Konfitüre/Marmelade	Haferflockensuppe Zander mit Paprikasauce und Hirse*	FODMAP-armes Brot* Tomate mit Mozzarella*
Mittwoch	FODMAP-armes Brot* laktosefreier Frischkäse Gurkenscheiben	Karotten-Ingwer-Suppe* FODMAP-armer Kaiserschmarren* mit Beerenmus	FODMAP-armes Brot* Butter Geräuchertes Lachsfilet mit Dillsenf und Rucola
Donnerstag	Porridge mit Zimt	Zucchinicremesuppe FODMAP-arme Schinkenfleckerl Grüner Salat	FODMAP-armes Brot* Butter Schnittkäse Radieschen
Freitag	Cornflakes mit Banane*	Tomatensuppe* mit FODMAP-armen Croutons Sesam-Fisch-Laibchen* Grüner Salat	Ofenkartoffeln mit Kräuterquark/Kräutertopfen*
Samstag	FODMAP-armes Brot* Rührei/Eierspeise mit Schnittlauch Tomate	Klare Suppe mit Käseknödeln* Kürbisrisotto*	FODMAP-armes Brot* Butter magerer kalter Braten Paprika
Sonntag	Powershake*	Klare Suppe mit Maisnudeln Hühnergeschnetzeltes* mit Buchweizenspätzle grüner Salat	Überbackene Brote*

Mit * gekennzeichnete Speisen sind im Rezeptteil angeführt.

Persönlicher Therapiebegleiter

Die nachfolgenden Fragen sollen helfen, Informationen zu den individuellen Beschwerden zu sammeln. Indem die Häufigkeit und der Schweregrad der Symptome aufgeschrieben werden, kann ein hilfreiches Dokument erstellt werden, um die Wirksamkeit der Diät zu beurteilen. Die Beantwortung der Fragen empfiehlt sich zumindest vor und nach der ersten bzw. strengen Diätphase. In dieser Zeit zeigt sich, wie gut man auf die Diät anspricht. Um zusätzlich den Verlauf zu beobachten, empfiehlt es sich, alle zwei Wochen die Fragen zu beantworten. Je nachdem, ob und in welchem Ausmaß die Diät geholfen hat, wird das weitere Vorgehen nach der Initialphase gestaltet.

Persönlicher Fragebogen zur Reizdarmsymptomatik

1) Wie beurteilen Sie Ihr **Allgemeinbefinden** in der vergangenen Woche?

Sehr gut | gut | okay | schlecht | sehr schlecht

2) An wie vielen Tagen in der vergangenen Woche hatten Sie **Bauchschmerzen**?

0 1 2 3 4 5 6 7

Falls Sie Bauchschmerzen hatten, wie würden Sie diese beurteilen?

Sehr leicht | leicht | okay | stark | sehr stark

3) An wie vielen Tagen in der vergangenen Woche hatten Sie **Blähungen**?

0 1 2 3 4 5 6 7

Falls Sie Blähungen hatten, wie würden Sie diese beurteilen?

Sehr leicht | leicht | okay | stark | sehr stark

Persönlicher Fragebogen zur Reizdarmsymptomatik (Fortsetzung)

4) Wie viele **Stuhlgänge** hatten Sie in der vergangenen Woche durchschnittlich pro Tag?

0 1–2 3–4 5–6 7–10 11–14 15 oder mehr

Welche Stuhlkonsistenz überwog bei den Stuhlgängen?

- o feste Kügelchen (gamsartig)
- o geformt (wurstartig)
- o weich-breiig
- o flüssig (ohne feste Bestandteile)

5) Hatten Sie in der vergangenen Woche sonstige Beschwerden?

o ja o nein

Falls ja, welche: ______________________________

____

____

____

Ergibt die Evaluierung der ersten Stufe keine oder nur eine teilweise Verbesserung der Symptome, sollte die Ernährung auf zusätzliche Trigger wie Kaffee, Fett, Scharfes, Alkohol, Portionsgröße, Mahlzeitenregelmäßigkeit etc. hin analysiert werden.

2) Aufbauphase – individuelle Toleranz finden

Wird nach Einhaltung der Ausschlussphase eine Verbesserung der Symptomatik beobachtet, sollten die einzelnen FODMAPs wiedereingeführt werden, um einerseits die individuelle Toleranz festzulegen und andererseits die maximale Vielfältigkeit der Ernährung sicherzustellen.

Regeln für die systematische Wiedereinführung

- Die Diät der ersten Phase stellt die Basis der Ernährung dar.
- Der Konsum von Kaffee und Alkohol darf nicht verändert werden, da sie ebenfalls als Trigger fungieren können.
- Pro Mahlzeit darf nur ein Testnahrungsmittel probiert werden.
- Die Testmenge sollte idealerweise zu Beginn nur eine halbe Portion einer normal üblichen Portion darstellen, da insbesondere ein übermäßiger Konsum von Fruktanen, Galaktooligosacchariden (GOS) und Polyolen Beschwerden wahrscheinlich macht.

Bei der Wiedereinführung kann in Abhängigkeit vom individuellen Ziel aus **zwei Vorgehensweisen** gewählt werden:

1) Reihung der Testlebensmittel nach FODMAP-Untergruppen – Ziel: Eruieren der symptomauslösenden FODMAP-Untergruppe und damit der zu meidenden Nahrungsmittel

   - Die Testlebensmittel sollen idealerweise nur eine FODMAP-Untergruppe, z. B. Fruktane, beinhalten.
   - Pro Woche soll nur eine FODMAP-Untergruppe getestet werden.
   - Soll die Zufuhr einer FODMAP-Untergruppe erhöht werden, ist das gleiche Testnahrungsmittel in größerer Menge zu verwenden, da der FODMAP-Gehalt zwischen einzelnen Lebensmitteln variiert und der Überblick ansonsten verlorengeht (z. B. hat eine Zwiebel mehr Fruktane als zwei Scheiben Weizenbrot).

Beispiele für FODMAP-Testmengen

Fruktane:

- 60 g fein vermahlenes Weizenbrot bzw. 1 Brötchen/Semmel (Weizenfruktane)
- 1 kleine mitgekochte Knoblauchzehe (Knoblauchfruktane)
- ¼ mittelgroße mitgekochte Zwiebel (Zwiebelfruktane)

Galaktooligosaccharide:

- ½ Tasse gekochte Linsen oder ½ Tasse Kidneybohnen oder Kichererbsen aus der Konserve (abgetropft) oder 10 Pistazien

Laktose:

- ⅛ l Milch oder 200 g Joghurt

Fruktose:

- 1 Teelöffel Honig oder ½ Mango oder 1 Scheibe von ¼ Wassermelone

Polyole:

- 2 kleine Aprikosen/Marillen bzw. 4 getrocknete Aprikosenhälften (Sorbit) oder 1 Nektarine (Sorbit) oder 2 zuckerfreie Kaugummi mit Sorbit
- ½ Tasse Pilze (Mannit) oder ½ Tasse Karfiol/Blumenkohl (Mannit) oder 2 (140 g) Süßkartoffeln (Mannit)

Während der Testphase ist es wichtig, die Beschwerden genau zu beobachten. Treten keine Beschwerden auf, trotz einer zugeführten FODMAP-Untergruppe, kann die Testmenge des Nahrungsmittels und die Anzahl der Testmahlzeiten erhöht werden oder bei zufriedenstellender Menge auf eine andere FODMAP-Untergruppe übergegangen werden.

Treten Symptome auf, ist die Basisdiät weiterzuführen, bis der Ausgangszustand (Beschwerdearmut oder -freiheit) wieder erreicht ist. Danach besteht die Möglichkeit, die symptomauslösende Testmenge eines Lebensmittels zu reduzieren bzw. zu halbieren oder ein anderes Lebensmittel derselben FODMAP-Untergruppe zu testen, um eine Bestätigung der Unverträglichkeit dieses Stoffes zu erhalten. Grundsätzlich sollten Nahrungsmittel bzw. FODMAP-Untergruppen, welche als Beschwerdeauslöser identifiziert werden, vorerst gemieden, jedoch zu einem späteren Zeitpunkt (in einigen Monaten) noch mal probiert werden, da sich die Sensibilität gegenüber einem FODMAP verändern kann.

Alternativ kann bei der Wiedereinführung von FODMAPs folgende Vorgehensweise gewählt werden:

2) Reihung der Testlebensmittel aus der Gruppe der Nahrungsmittel mit hohem FODMAP-Gehalt nach geschmacklicher Vorliebe – Ziel: Eruieren der symptomauslösenden Nahrungsmittel, unabhängig von ihrer enthaltenen FODMAP-Untergruppe

- Pro Tag soll nur ein neues Lebensmittel getestet werden.
- Die Testmenge soll max. der Hälfte einer üblichen Portion entsprechen.
- Folgen keine Reaktionen auf das Testlebensmittel, soll die zu testende Menge auf eine übliche Portion eventuell schrittweise erweitert werden.

Während der Testphase ist es wichtig, die Beschwerden genau zu beobachten. Treten keine Beschwerden auf, trotz des Verzehrs eines Nahrungsmittels mit hohem FODMAP-Gehalt, kann die Testmenge erhöht werden oder bei zufriedenstellender Menge auf ein anderes Nahrungsmittel mit hohem FODMAP-Gehalt übergegangen werden.
Treten Symptome auf, ist die Basisdiät weiterzuführen, bis der Ausgangszustand (Beschwerdearmut oder -freiheit) wieder erreicht ist. Danach besteht die Möglichkeit, die symptomauslösende Testmenge eines Lebensmittels zu reduzieren bzw. zu halbieren oder ein anderes Lebensmittel zu testen. Grundsätzlich sollten Nahrungsmittel, welche als Beschwerdeauslöser identifiziert werden, vorerst gemieden, jedoch zu einem späteren Zeitpunkt (in einigen Monaten) noch mal probiert werden, da sich die Sensibilität gegenüber einem FODMAP verändern kann.

Unabhängig davon, welches Vorgehen gewählt wird, kann es helfen, ein Ernährungs- und Beschwerdeprotokoll zu führen. Nachfolgend ist ein Beispiel dafür angeführt.

Beispiel für ein Ernährungs- und Beschwerdeprotokoll

Datum	Uhrzeit	Was habe ich gegessen?	Verträglichkeit					Welche Beschwerden sind aufgetreten?	Wann sind die Beschwerden aufgetreten?

3) Erhaltungsphase – individuelle Langzeiternährung finden

Voraussetzung für das Finden der individuell bestmöglichen Ernährung ist die vorausgegangene systematische Testphase. Zusätzlich können die nachfolgend angeführten Tipps die Vielfältigkeit in der Nahrungsaufnahme unterstützen. Ziel ist es, möglichst wenige Einschränkungen in der Ernährung zu haben. Lebensmittel, die Probleme verursachen, sollten so weit wie möglich durch Alternativen ersetzt werden.
Je nach symptomauslösender FODMAP-Untergruppe können zusätzlich nachfolgende Tipps in der Erhaltungsphase wertvoll sein.

Laktose:

- Bei einer bestehenden Intoleranz gegenüber Laktose können laktosefreie tierische Milchprodukte (< 0,1 g Laktose pro 100 ml) oder pflanzliche Milchalternativen, wie z. B. Reis- und Haferdrink, verwendet werden. Diese Linie ist von der Lebensmittelindustrie als Markt erkannt worden und wird entsprechend genutzt.
- Zur besseren Verträglichkeit von Milch und Milchprodukten können laktosespaltende Enzympräparate (rezeptfrei in der Apotheke erhältlich) eingesetzt werden, die vor dem Verzehr von milchzuckerhaltigen Produkten eingenommen werden. Einheitliche Aussagen zur Dosierung der Enzympräparate sind nicht möglich. Diese ist individuell in Abhängigkeit von der Mahlzeitenzusammensetzung und von der Ausprägung der Intoleranz zu wählen.
- Die Verträglichkeit von nicht erwärmten Sauermilchprodukten (wie Joghurt und Kefir) sowie von probiotischen Milchprodukten sollte getestet werden. Diese Produkte können aufgrund ihres Gehaltes an Laktase, die entweder in den Mikroorganismen enthalten ist oder frei im fermentierten Produkt vorliegt, auch bei bestehender Laktosemalabsorption gut verträglich sein.

- Sollten Verstopfungen im Vordergrund der Reizdarmsymptomatik stehen, empfiehlt es sich insbesondere bei Laktoseintoleranz, die positive Wirkung von sauren Milchprodukten auf den regelmäßigen Stuhlgang auszunutzen – und nicht dieselben zu meiden.
- Die Mahlzeitenzusammensetzung hat einen Einfluss auf die Transportdauer des Speisebreis und damit auf den Erfolg der Spaltung des Milchzuckers zu Trauben- und Schleimzucker. Es ist daher empfehlenswert, Milch und Milchprodukte zu bzw. innerhalb von Mahlzeiten sowie in kleinen Portionen über den Tag verteilt (z. B. als Dessert) zu verzehren.
- Medikamente können Laktose enthalten. In der Regel ist die enthaltene Menge so niedrig (im Milligramm-Bereich), dass sie für die Betroffenen verträglich ist.

Fruktose:

- Zur besseren Verträglichkeit von Fruchtzucker können fruktoseabbauende Enzympräparate (rezeptfrei in der Apotheke erhältlich) eingesetzt werden, die vor dem Verzehr von fruchtzuckerhältigen Produkten eingenommen werden. Einheitliche Aussagen zur Dosierung der Enzympräparate sind nicht möglich. Diese ist individuell in Abhängigkeit von der Mahlzeitenzusammensetzung und von der Ausprägung der Malabsorption zu wählen. Anzumerken ist hierbei, dass das Einsatzgebiet dieser Präparate sehr beschränkt ist, da die Anwendung primär nur vor der Einnahme von polyolarmem Obst und Obsterzeugnissen sinnvoll sein kann.
- Der Verzehr von Obst sollte pro Mahlzeit nicht eine Portion, welche einer Hand voll bzw. 150–200 g entspricht, übersteigen.
- Das Obst sollte nur reif verzehrt werden.
- Wenn zwei oder mehr Portionen Obst am Tag konsumiert werden, ist es empfehlenswert, einen mehrstündigen Abstand dazwischen einzuhalten.

- Die Verträglichkeit von Fruktose lässt sich durch die gleichzeitige Aufnahme von Traubenzucker (Glukose) verbessern, z. B. durch einen mit Traubenzucker gebackenen Obstkuchen. Dieser Mechanismus hilft jedoch nur, wenn keine anderen FODMAPs im verzehrten Nahrungsmittel enthalten sind.
- Haushaltszucker/Kristallzucker besteht zur Hälfte aus Fruchtzucker und zur Hälfte aus Traubenzucker und wird in der Regel gut vertragen. Voraussetzung dafür ist der Verzehr in moderaten Mengen. Achtung bei versteckten Zuckerquellen wie Limonaden, gesüßten Molkegetränken, Süßigkeiten etc.
- Fette und Proteine können die Transitzeit des Speisebreis durch den Verdauungstrakt verlängern und damit die Verträglichkeit von Fruktose verbessern. Es ist daher empfehlenswert, Obst und andere fruktosehaltige Lebensmittel im Rahmen von Mahlzeiten, z. B. als Dessert, zu verzehren.

Fruktane:
- Eine Intoleranz gegenüber Fruktanen erfordert u. a. das Eliminieren von Weizen. Dennoch können kleine Mengen, z. B. Paniermehl/Semmelbrösel in Hackfleischlaibchen, Paniertes, Weizenbier etc., ab und zu verzehrt werden. Die Kost muss nicht glutenfrei sein!
- Glutenfreie Spezialprodukte sind nicht automatisch FODMAP-arm!
- Zwiebel und Knoblauch weisen den höchsten Fruktangehalt auf und werden, wenn überhaupt, nur in geringsten Mengen vertragen. Als Alternative kann Knoblauchöl (siehe Rezeptvorschlag auf S. 91) sowie als geschmacklicher Zwiebelersatz ein indisches Gewürz namens „Asafoetida“ verwendet werden.
- Industriell hergestellte Suppenwürze enthält Zwiebel und/oder Lauch. Alternativ kann selbst Suppenwürze zubereitet werden (siehe Rezeptvorschlag auf S. 91).

- Lösliche Fruktane können sich auslagern. Somit kann der Fruktangehalt in Hülsenfrüchten, welche aus Konserven stammen, vermindert werden. Wichtig dabei ist gutes Abspülen nach dem Entnehmen aus der Konserve.

Ausgewogene Langzeiternährung

Folgend finden Sie die zehn Regeln der Deutschen Gesellschaft für Ernährung (DGE), welche auf aktuellen wissenschaftlichen Erkenntnissen basieren und trotz Einschränkungen zu einer gesunden und ausgewogenen Ernährung verhelfen sollen. Die einzelnen Empfehlungen sind zusätzlich mit Tipps für die praktische Umsetzung sowie mit Tipps hinsichtlich einer leichteren Verdaulichkeit im Sinne einer „Leichten Vollkost“ (LVK) ergänzt.

Vollwertig essen und trinken nach den 10 Regeln der DGE

1. Vielseitig essen

Genießen Sie die Lebensmittelvielfalt. Merkmale einer ausgewogenen Ernährung sind abwechslungsreiche Auswahl, geeignete Kombination und angemessene Menge nährstoffreicher Lebensmittel.

Tipp: Essen Sie reichlich pflanzliche Lebensmittel, ausreichend tierische Produkte und wenig fettreiche und süße Lebensmittel.

LVK: Nehmen Sie die Nahrung in Form von 5–6 kleineren Mahlzeiten, verteilt über den Tag, zu sich.

2. Reichlich Getreideprodukte und Kartoffeln

Brot, Nudeln, Reis und Getreideflocken sowie Kartoffeln enthalten kaum Fett, wodurch sie sehr bekömmlich sind, gleichzeitig aber reich an Vitaminen, Mineralstoffen, Spurenelementen sowie Ballaststoffen und sekundären Pflanzenstoffen.

Tipp: Diese Lebensmittel sollten ein fixer Bestandteil der drei Hauptmahlzeiten sein. Für die kalten Hauptmahlzeiten eignen sich Brot und Getreideflocken. Kartoffeln, Reis, Nudeln, aber auch gekochtes Getreide (Hirse, Quinoa etc.) sind passende Beilagen für warme Mahlzeiten. Die Auswahl ist selbst bei einer erforderlichen Einschränkung der Fruktane groß und sollte vielfältig gestaltet werden. Eine Erhöhung des Ballaststoffanteils ist z. B. durch den Einsatz von Flohsamen möglich.

LVK: Vollkorn muss nicht bedeuten, dass das Korn als Ganzes vorliegen muss. Bevorzugen Sie fein Vermahlenes und fein Geschrotetes, das erhöht die Verträglichkeit.

3. Gemüse und Obst – „Nimm 5 am Tag ...“
Fünf Portionen Gemüse und Obst am Tag, idealerweise zu jeder Hauptmahlzeit und auch als Zwischenmahlzeit: Damit werden Sie reichlich mit Vitaminen, Mineralstoffen sowie Ballaststoffen und sekundären Pflanzenstoffen versorgt.

LVK: Gekocht oder als Saft sind Gemüse und Obst immer bekömmlicher als roh. Beginnen Sie mit kleinen Portionen über den Tag verteilt. Beispielsweise ein ⅛ l Orangen-Karotten-Saft zum Frühstück, Zucchinisuppe und Kartoffeln als Beilage zu Mittag, eine Banane als Zwischenmahlzeit und 4 Cocktailtomaten zum Abendessen sind bereits 5 Portionen.

4. Täglich Milch und Milchprodukte; ein- bis zweimal in der Woche Fisch; Fleisch, Wurstwaren sowie Eier in Maßen
Diese Lebensmittel enthalten wertvolle Nährstoffe, wie z. B. Calcium in Milch, Jod, Selen und Omega-3-Fettsäuren in Seefisch. Fleisch ist neben Eisen auch ein wesentlicher Lieferant von Vitamin B12.

Tipps: 2–3 Portionen Milch und Milchprodukte pro Tag sind empfehlenswert, z. B. 1 Glas Milch oder Buttermilch, 1 Becher Joghurt und 2 Scheiben Käse. Laktosefreie Produkte liefern dieselben Mengen Calcium wie herkömmliche Produkte. Bei Verwendung pflanzlicher Alternativen ist die Auswahl calciumangereicherter Produkte zu bevorzugen. Die Menge an Fleisch und Wurstwaren sollte bei Eisenmangel gesteigert werden, ansonsten sind 2–3 Portionen pro Woche ausreichend. Etwa 3 Eier pro Woche sind ideal. Fisch sollte zweimal in der Woche auf den Teller kommen, davon ist einmal ein fetter Fisch (Lachs, Makrele, Hering, Thunfisch) zu wählen.

LVK: Milchfett ist gut bekömmlich, wodurch Produkte mit „normalem“ Fettgehalt (flüssige und breiige Milchprodukte bis 3,6 %, Quark/Topfen 20 %, Käse bis 45 % F. i. T.) verwendet werden können. Fleisch in fettarmer Form sowie schonend zubereitet (helles Anbraten/Grillen, Dünsten, Kochen, Dämpfen) ist ebenfalls gut bekömmlich; stark Geselchtes und Geräuchertes sowie Rohes (Rohwürste, Speck etc.) dagegen nicht und sollte bei Beschwerden entsprechend reduziert werden.

5. Wenig Fett und fettreiche Lebensmittel
Bevorzugen Sie pflanzliche Öle und Fette (z. B. Rapsöl zum Kochen, Oliven-, Walnussöl für Salate). Achten Sie auf unsichtbares Fett, das neben Fleischerzeugnissen und Milchprodukten auch in Knabbereien und Süßwaren sowie in Fast Food und Fertigprodukten enthalten ist. Nur selten sind diese Fette hochwertig.

Tipps: Etwa 2 Esslöffel Pflanzenöl und bis zu 1 Esslöffel Butter oder hochwertige Margarine pro Tag sind empfehlenswert. Keinesfalls sollte Streichfett zum Kochen Verwendung finden und dadurch hochwertige Pflanzenöle verdrängen. Nüsse, Kerne und Samen sollten dagegen bei Verträglichkeit regelmäßig gezielt in kleinen Mengen verzehrt werden – sie liefern u. a. hochwertige Fette.

LVK: Fettreiche Speisen sowie überhitzte Fette (z. B. Frittiertes) sind schwerer verdaulich. Butter, kalte und leicht erhitzte Pflanzenöle sowie fette Milchprodukte (Sahne, Rahm) sind in kleineren Mengen gut bekömmlich. Probieren Sie Nüsse, Kerne und Samen in fein vermahlener Form, z. B. im Getreidebrei oder Joghurt.

6. Zucker und Salz in Maßen

Verzehren Sie Zucker und Lebensmittel bzw. Getränke, die mit verschiedenen Zuckerarten hergestellt wurden, nur gelegentlich. Würzen Sie kreativ mit Kräutern und Gewürzen und Salz in Maßen. Verwenden Sie Jodsalz mit Fluorid.

7. Reichlich Flüssigkeit

Wasser ist lebensnotwendig. Trinken Sie rund 1,5 Liter Flüssigkeit jeden Tag. Bevorzugen Sie Wasser und andere zuckerarme Getränke. Alkoholische Getränke sollten nur gelegentlich und nur in kleineren Mengen konsumiert werden.

Tipps: Trinken Sie bewusst und setzen Sie sich eine bestimmte Menge als Ziel, die Sie tagsüber trinken möchten. Neben Wasser eignen sich Tees als kalorienfreie Durstlöscher. Bei Durchfall kann der Einsatz isotoner Getränke sinnvoll sein. Alkohol kann bei vorhandenem Reizdarmsyndrom ein Auslöser für Symptome sein. Die Empfehlung lautet daher für Frauen täglich max. bis zu ein alkoholisches Getränk, für Männer täglich max. bis zu zwei alkoholische Getränke, mit mindestens zwei bis drei alkoholfreien Tagen pro Woche. Die Verträglichkeit wird durch die gemeinsame Aufnahme mit einer Mahlzeit verbessert.

LVK: Gehen Sie sparsam mit Kohlensäure um. Obstsäfte können mit Karottensaft verdünnt werden, sollte die enthaltene Säure Beschwerden auslösen.

8. Schmackhaft und schonend zubereiten

Garen Sie, so weit es geht, kurz, bei möglichst niedrigen Temperaturen, mit wenig Wasser und Fett – das erhält den natürlichen Geschmack, schont die Nährstoffe und verhindert die Bildung schädlicher Verbindungen.

Tipps: Halten Sie Speisen nicht lange warm, hier gehen viele Vitamine verloren. Waschen Sie Gemüse im Ganzen und schneiden Sie es kurz vor dem Garen klein.

9. Sich Zeit nehmen und genießen

Bewusstes Essen hilft, richtig zu essen. Lassen Sie sich Zeit, denn dadurch wird das Sättigungsempfinden gefördert und die Speisen werden bekömmlicher.

Tipps: Planen Sie Mahlzeiten im Voraus. Sie haben dann mehr Zeit für die Zubereitung und auch alle Zutaten im Haus.

LVK: Gutes Kauen macht im Allgemeinen die Speisen leichter verdaulicher.

10. Auf das Gewicht achten und in Bewegung bleiben

Ausgewogene Ernährung, viel Bewegung und Sport gehören zusammen. Mit dem richtigen Körpergewicht fühlen Sie sich wohl und fördern Ihre Gesundheit.

REZEPTE

Hinweise zu den Rezepten

In den Rezepten wurde als Kochfett mehrheitlich Rapsöl und für Salate Olivenöl verwendet. Diese Öle verfügen über ein sehr hochwertiges Fettsäurenmuster. Natürlich können Sie aber auch andere hochwertige Pflanzenöle verwenden.

Ebenfalls wird öfter Butter eingesetzt. Auch diese kann nach Belieben durch laktosefreie Butter oder hochwertige Margarine ersetzt werden.

Sollten Sie bemerkt haben, dass Fett ein Auslöser für Symptome ist, können Sie die in den Rezepturen angegebenen Milchprodukte und Käsesorten durch fettreduzierte Alternativen ersetzen. Ansonsten sind die Rezepte arm an versteckten Fetten.

Die vielfach verwendete Gemüsebrühe kann auch mit Konzentrat zubereitet werden – achten Sie auf einen sehr sparsamen Umgang damit, da dieses meist getrockneten Zwiebel und Lauch enthält. Ein Rezept für eine FODAMP-arme Suppenwürze finden Sie auf S. 91. Sollten Sie eine klare Suppe frisch zubereiten, können Zwiebel und Lauch verwendet werden, sofern diese vor Verzehr wieder aus der Suppe entfernt werden.

Alle Rezepte sind laktosearm bzw. -frei. Sollten Sie Milchzucker vertragen, können Sie die bei den Rezepturen angegebenen laktosefreien Milchprodukte durch herkömmliche Milchprodukte ersetzen.

Nicht alltägliche Lebensmittel wie Amaranth, Quinoa, Buchweizen etc. sowie Produkte wie z. B. Nestargel® sind in großen Supermärkten, Bio-Supermärkten, Drogeriemärkten und/oder Onlineshops erhältlich.

Wenn Sie den Geschmack von Knoblauch mögen, so können Sie beim Kochen auch Knoblauchöl (Rezept siehe S. 91) verwenden.

Wenn Sie Zwiebel mögen, so können Sie als Ersatz das indische Gewürz namens „Asafoetida“ ausgewählten Speisen beifügen.

GRUNDREZEPTE

FODMAP-ARME SUPPENWÜRZE

Zutaten für ca. 60 Portionen/ 15 l:

- 300 g Karotten
- 300 g Knollensellerie
- 200 g Pastinaken
- 50 g Liebstöckel
- 25 g Selleriegrün
- 25 g Petersilie
- 50 g Schnittlauch
- 2 EL Öl
- 150 g Salz

Zubereitung:
Das Gemüse und die Kräuter waschen und putzen. Anschließend möglichst klein hacken (z. B. in der Küchenmaschine). Den Gemüsebrei mit Salz und Öl vermischen. Kleine Einmachgläser mit passendem Deckel waschen und auskochen. Den Gemüsebrei in die Gläser füllen und dabei darauf achten, dass sich keine Lufteinschlüsse bilden. Die Oberfläche glätten und die Ränder säubern. Etwas Öl darübergießen, damit sich ein Ölfilm über dem Gemüse bildet. Die Gläser fest verschließen.

Diese Gemüsewürze hält sich bei sauberer Zubereitung mehrere Monate im Kühlschrank und kann nicht nur für Suppen verwendet werden, sondern auch zum Abschmecken und Verfeinern von anderen Speisen.

Tipp: Die Zutaten können je nach Vorlieben und Verträglichkeiten beliebig abgeändert werden, z. B. mit Tomaten, Thymian, Estragon, Pfeffer, Piment, Muskatnuss etc.
Wichtig ist nur der Salzanteil zum Konservieren – pro kg Gemüse/Kräutermischung müssen 150 g Salz verwendet werden!

KNOBLAUCHÖL

Zutaten für 1 l:

- 2 Knollen Knoblauch
- 1 l Rapsöl

Zubereitung:
2 Knollen Knoblauch zerteilen; was dabei an Haut und Schale liegen bleibt, entsorgen. Den Knoblauch nicht schälen. Knoblauchzehen in einen Blender (Mixer für Shakes) geben und dann mit ca. ¼ l Rapsöl feinstmöglich zerkleinern. In eine 1-l-Flasche füllen, mit Rapsöl auffüllen und mit dem Deckel verschließen. Täglich durchschütteln und nach 4 Tagen bis hin zu einer Woche über ein Sieb, ausgelegt mit 2 Lagen Küchenpapier, filtrieren. In saubere Flaschen abfüllen.

BROT

Allgemeine Backtipps

- Die Konsistenz der Teige sollte besonders bei Brot eher weich sein (rührteigähnlich). Geben Sie bei Bedarf etwas mehr Flüssigkeit dazu.
- Damit das Brot nicht so bröselt, ist es günstig, dem Teig 1–2 TL Flohsamenschalen hinzuzufügen.
- Der Teig lässt sich leichter formen, wenn Sie die Hände mit Wasser oder Öl anfeuchten.
- Stellen Sie beim Brotbacken ein Gefäß mit Wasser in den Backofen oder besprühen Sie das Brot mehrmals mit Wasser, dann wird es lockerer und saftiger.
- 1 Pkg. Trockenhefe (7 g) entspricht ca. ½ Würfel Frischhefe (21 g).

REISBROT

Zutaten für 1 Laib (ca. 500 g):

- 300 g Reismehl
- 100 g Maismehl
- ⅛ l Wasser
- 1 Prise Salz
- 1 Pkg. Backpulver
- 4 EL Zucker

Zubereitung:
Aus den Zutaten einen nicht zu klebrigen Teig kneten. Bei Bedarf noch bis zu ⅛ l Wasser beigeben. In eine kleine ausgefettete Kastenform legen und bei 200° C im Backofen 50 Min. backen.

BUCHWEIZENBROT

Zutaten für 2 Laibe (à ca. 500 g):

- 500 g Buchweizenmehl
- 2 EL Rapsöl
- 1 TL Zucker
- 2 EL Walnüsse (gemahlen)
- 1½ EL Salz
- etwas Milch
- 1 Würfel Frischhefe/-germ
- 450 g Wasser (lauwarm)
- 1 Ei

Zubereitung:
Zuerst das Mehl und die Nüsse in eine Schüssel geben; anschließend Öl, 1 TL Zucker und Salz hinzufügen. Dann kommt die mit etwas Milch angerührte Hefe dazu. Zuletzt Wasser und das Ei dazugeben. Teig 45 Min. in einem feuchten, warmen Raum gehen lassen. Eine Kastenform mit Margarine auspinseln und mit gemahlenen Nüssen bestreuen, den Teig einfüllen. Backzeit: 60 Min. bei 160° C.

BUCHWEIZENBROT MIT BRAUNHIRSE

Zutaten für 1 Laib (ca. 600 g):

- 500 g Buchweizenmehl
- 100 g Braunhirsemehl
- 1 EL Trockensauerteig
- 1 Pkg. Hefe/Germ (frisch)
- 2 TL Salz
- 1–2 EL Brotgewürz
- etwas Essig
- etwas Öl

Zubereitung:
Alle Zutaten gut miteinander verkneten, gehen lassen, dann nochmals kneten. Der Teig sollte nicht zu fest sein. Anschließend einen Brotlaib formen, in ein Gefäß geben und wieder gehen lassen. Auf ein Backblech stürzen. Dann beginnend bei 250° C (Temperatur im weiteren Verlauf langsam senken) ca. 1 Std. backen.

MAISBROT

Zutaten für 2 Laibe (à ca. 500 g):

- 1 kg Maismehl
- 1–2 TL Salz
- 100 g Frischhefe/-germ (= 2½ Hefewürfel)
- ½ l Milch (laktosefrei)
- ⅜ l Wasser
- 2 EL Öl

Zubereitung:
Maismehl mit dem Salz vermischen. Milch mit Wasser lauwarm machen und die Hefe darin auflösen. Mehl und Flüssigkeit gut miteinander verarbeiten. 2 Kastenformen (30 cm lang) ausfetten und den Teig einfüllen. 1 Std. ruhen lassen. Der Länge nach mit einem Messer tief einschneiden und im vorgeheizten Backofen (250° C) insgesamt 50–60 Min. backen (5 Min. bei 250° C, dann 10 Min. bei 225° C, 10 Min. bei 220° C, nach weiteren 10 Min. auf 180° C herunterschalten und für die verbleibende Backzeit diese Einstellung beibehalten). 5 Min. vor Ende der Backzeit mit Öl bestreichen und fertig backen.

MAIS-QUARK-BROT

Zutaten für 2 Laibe (à ca. 500 g):

- 200 g Quark/Topfen (laktosefrei)
- 2 Eier
- 5 EL Öl
- ¼ l Milch (laktosefrei)
- 2 TL Salz
- 250 g Maismehl
- 200 g Buchweizenmehl
- 1 Pkg. Backpulver

Zubereitung:
Quark, Eier, Öl und Milch in einer großen Schüssel verrühren. Dann Salz, die beiden Mehlsorten und Backpulver untermischen. Den Teig etwa 20 Min. an einem warmen Ort quellen lassen. Den Backofen auf 200° C vorheizen. Eine Kastenform einfetten, den Teig einfüllen und ca. 50 Min. backen.

HIRSEBROT

Zutaten für 1 Laib (ca. 500 g):

- 250 g Maisstärke
- 150 g Hirse (gemahlen)
- 20 g Zucker
- 20 g Butter
- 50 g Quark/Topfen (laktosefrei)
- etwas Salz
- 12 g Nestargel® (pflanzliches Bindemittel)
- 1 Ei
- 20 g Hefe/Germ
- 150 ml Wasser

Zubereitung:
Maisstärke, Nestargel und Salz mischen. Eine Vertiefung formen, Zucker und die in 150 ml Wasser aufgelöste Hefe hineingeben, 30 Min. gehen lassen. Hirse in der Zwischenzeit mit restlichem Wasser aufkochen und quellen lassen. Ei mit etwas Wasser, aufgelöster Butter und Quark verquirlen. Alles verkneten. Fertigen Teig in gefettete Kastenform geben und sofort in den Backofen, anfangs bei kleiner Hitze 15 Min. „gehen“ lassen, dann bei großer Hitze (etwa 200° C) 40 Min. backen.

FRÜHSTÜCK & SNACKS

POWERSHAKE

Zutaten für 2 Portionen:

1 Banane
2 Kiwis
100 ml Orangensaft
300 ml Karottensaft
3 EL Hirseflocken

Zubereitung:
Die Bananen und Kiwis schälen und klein schneiden. Das Obst in einen Mixer geben und pürieren. Nach und nach die beiden Säfte zugeben und weitermixen. Sobald die Masse vermischt ist, die Hirseflocken hinzufügen. Nochmals kräftig durchmixen. In Gläser füllen, eine Kiwi oder Bananenscheibe auf den Rand des Glases stecken und servieren.

Tipp: Die Kiwis können auch durch Himbeeren, Erdbeeren oder Heidelbeeren ersetzt werden.

SCHNELLE BANANENFLAKES

Zutaten für 1 Portion:

1 Banane
3 EL Mais- oder Buchweizenflakes
200 ml Milch (laktosefrei)

Zubereitung:
Banane schälen, schneiden und in eine Schüssel geben. Flakes hinzufügen und mit warmer oder kalter Milch übergießen.

PAPAYA-PORRIDGE

Zutaten für 2 Portionen:

80 g Haferflocken
300 g Papaya
2 TL Ahornsirup
400–500 ml Wasser

Zubereitung:
Die Haferflocken nach Möglichkeit in einem beschichteten Topf unter ständigem Rühren kurz anrösten und mit Wasser aufgießen. Bei schwacher Hitze ca. 7 Min. lang köcheln lassen, danach die zerkleinerte Papaya hinzufügen und noch einige Min. weiterköcheln, bis eine schöne breiige Konsistenz entsteht. Dabei mehrmals umrühren. Abschließend mit Ahornsirup süßen.

Tipp: Statt Papayas können auch Orangen oder Mandarinen verwendet werden.

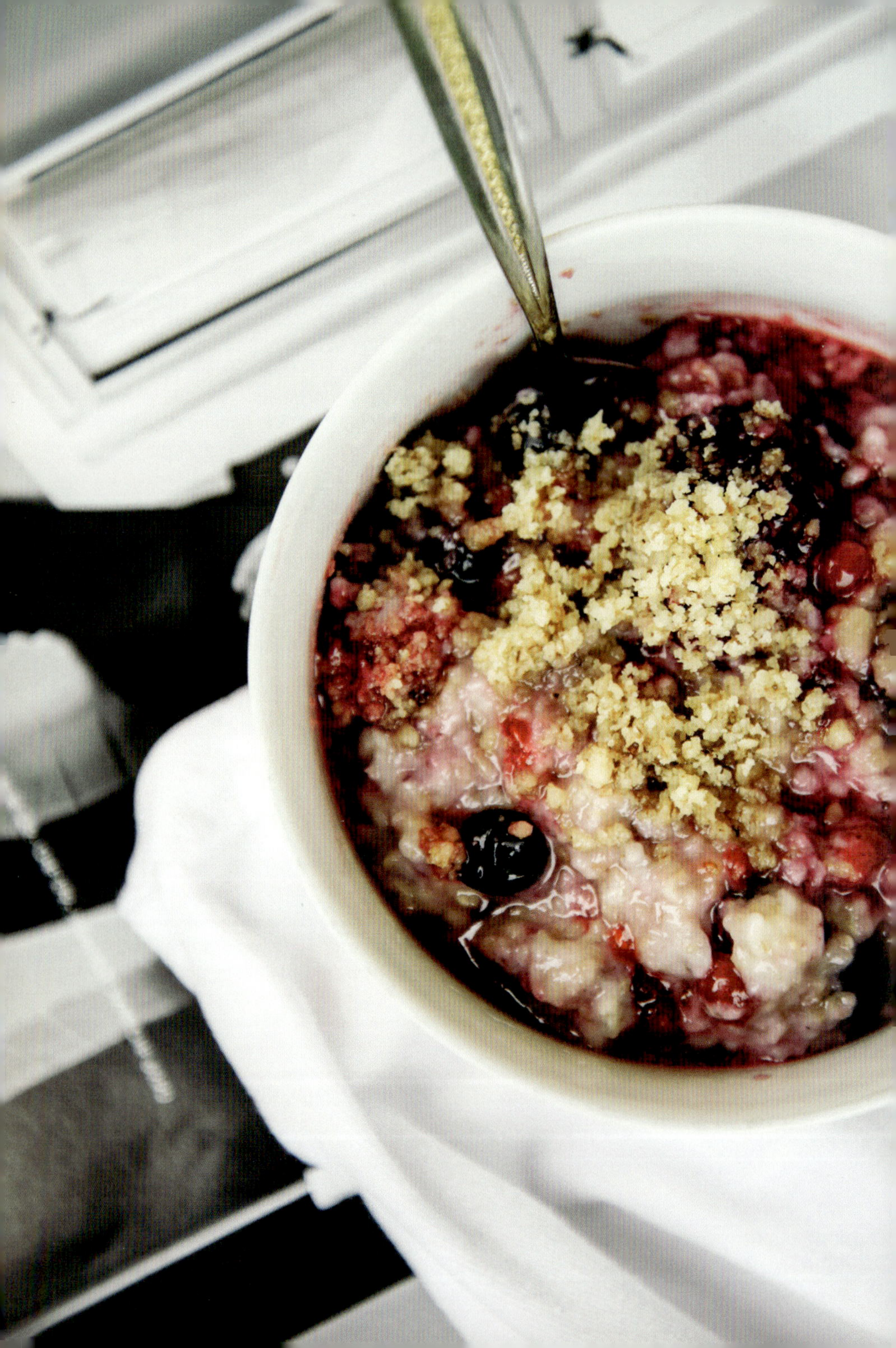

HIRSE-BEEREN-CREME MIT NUSSHAUBE

Zutaten für 2 Portionen:

- 100 g Hirseflocken
- 300 ml Milch (laktosefrei)
- 1 Prise Salz
- 300 g Beeren (frisch oder tiefgekühlt; Ausnahme: keine Brombeeren)
- 1 EL Walnüsse (gemahlen)
- 3 EL Ahornsirup

Zubereitung:
Milch und Salz aufkochen. Die Herdplatte ausschalten, die Hirseflocken einrühren und unter Rühren ca. 5 Min. ausquellen lassen. Die Beeren unter die Hirse rühren. Falls der Porridge zu dickflüssig geworden ist, nach Belieben noch etwas Milch einrühren (dabei beachten, dass Beeren meist – insbesondere Tiefkühlbeeren – auch Flüssigkeit lassen). Ahornsirup und gemahlene Nüsse vermischen und die Masse über den angerichteten Brei verteilen.

Tipp: Statt Ahornsirup kann auch Reissirup oder Rübensirup verwendet werden.

ORANGEN-QUINOA-BREI MIT ZIMTNOTE

Zutaten für 2 Portionen:

- 1 Tasse Quinoa
- 2 Tassen Wasser
- 200 g Orangen
- 6 Bananenchips
- ½ TL Zimt
- 1 Msp. Kardamom
- 1 EL Zucker

Zubereitung:
Das Wasser aufkochen. Quinoa hinzufügen und so lange köcheln lassen (ca. 10 Min.), bis das Getreide weich und das Wasser aufgesogen ist. Falls erforderlich, am Ende der Garzeit noch etwas Wasser beigeben. In der Zwischenzeit die Orangen schälen, weiße Haut entfernen und klein schneiden, die Bananenchips halbieren und in den fertig gekochten Brei unterheben. Mit Zimt und Kardamom würzen und nach Bedarf süßen.

FRISCHKORNBREI

Zutaten für 2 Portionen:

- 8 EL Buchweizenschrot
- 300 g Zuckermelone
- 1 EL Sonnenblumenkerne
- 200 g Joghurt (laktosefrei)
- Wasser

Zubereitung:
Getreideschrot in eine Schüssel geben und mit kaltem Wasser auffüllen, sodass die Schrotmenge bedeckt ist. Die Schüssel zudecken, damit die oberste Schicht nicht austrocknet, und 8–10 Std. ruhen lassen. Das Wasser wird vom Getreide aufgenommen und macht es weich. Unmittelbar vor dem Anrichten Joghurt und Kerne beigeben und mit dem Schrot verrühren. Zum Schluss klein geschnittenes Obst unterheben.

ANANAS-KOKOS-KNUSPERMÜSLI

Zutaten für 2 Portionen:

- 1 EL Buchweizenflocken
- 1 EL Reisflocken
- 1 EL Hirseflocken
- 1 EL Kokosflocken
- 250 g Joghurt (laktosefrei)
- 200 g reife Ananas oder Kompottananas
- 2 TL Ahornsirup
- 1 EL Flakes (Cornflakes oder Buchweizenflakes)
- kochendes Wasser

Zubereitung:
Alle Flocken miteinander vermengen und mit etwas kochendem Wasser übergießen. Kurz stehen lassen, dann Kokosflocken, Joghurt und die in Stücke geschnittene Ananas beigeben. Ahornsirup unterrühren und das Müsli abschließend mit den Flakes bestreuen.

FLADENBROT

Zutaten für 4 Portionen:

- 100 g Maismehl
- 100 g Buchweizenmehl
- etwas Salz
- 160–180 ml heißes Wasser
- Butter zum Bestreichen
- Kräuter und/oder Salz nach Belieben

Zubereitung:
Mehl mit Salz mischen, heißes Wasser dazugeben und alles gut durchkneten, bis ein geschmeidiger, aber fester Teigkloß entsteht. Diesen mindestens 30 Min. abgedeckt ruhen lassen. Danach den Teig der Schüssel entnehmen, dünn ausrollen (ca. 1–1,5 mm) und in einer heißen, trockenen Pfanne bei mittlerer Hitze backen, bis die sich bildenden Blasen gut gebräunt sind, dann wenden. Noch heiß mit Butter bestreichen und evtl. noch mit Salz und/oder frischen Kräutern bestreuen.

KLEINE SPEISEN & SALATE

MELONE IM SCHINKENMANTEL

Zutaten für 4 Portionen:

- 1 Honigmelone
- 400 g Schinken (Serrano- oder Parmaschinken, in feinen Scheiben)
- Minze (frisch)

Zubereitung:
Die Melone halbieren und mit einem Löffel entkernen. Die Hälften in vier gleich große Teile schneiden und schälen. Diese Melonenachtel wiederum halbieren. Die Melonenstücke in den Schinken einwickeln. Auf einem Teller servieren und mit Minze dekorieren.

TOMATE MIT MOZZARELLA

Zutaten für 4 Portionen:

- 6 Tomaten
- 1–2 Kugeln (250–300 g) Mozzarella
- 4 EL Olivenöl
- Salz, Pfeffer
- Basilikumblätter (frisch)

Zubereitung:
Tomaten waschen und in dickere Scheiben schneiden. Mozzarella in Scheiben schneiden. Abwechselnd Tomaten- und Mozzarellascheiben auf einem Teller fächerförmig anrichten. Öl darübergießen, mit Basilikum bestreuen. Mit Salz und Pfeffer würzen.

THUNFISCH-REIS-SALAT

Zutaten für 4 Portionen:

- 200 g Wildreis
- 1 kl. Salatgurke
- 2 Fleischtomaten
- 1 Bund Petersilie
- 2 Dosen Thunfisch
- 2 EL Balsamicoessig
- 2 EL Zitronensaft
- 4 EL Olivenöl
- 8 schwarze Oliven
- Salz, Pfeffer

Zubereitung:
Reis kochen, Gurke schälen, entkernen und kleinwürfelig schneiden. Tomaten kurz mit heißem Wasser überbrühen, dann schälen, halbieren, entkernen und das Fruchtfleisch klein würfeln. Petersilie fein hacken. Thunfisch abgießen, mit einer Gabel zerkleinern und zusammen mit dem Gemüse unter den Reis heben. Aus Essig, Zitronensaft, Öl und Gewürzen eine Marinade herstellen, diese mit den Oliven unter den Salat geben. Den Salat vor dem Servieren ca. 1 Std. ziehen lassen.

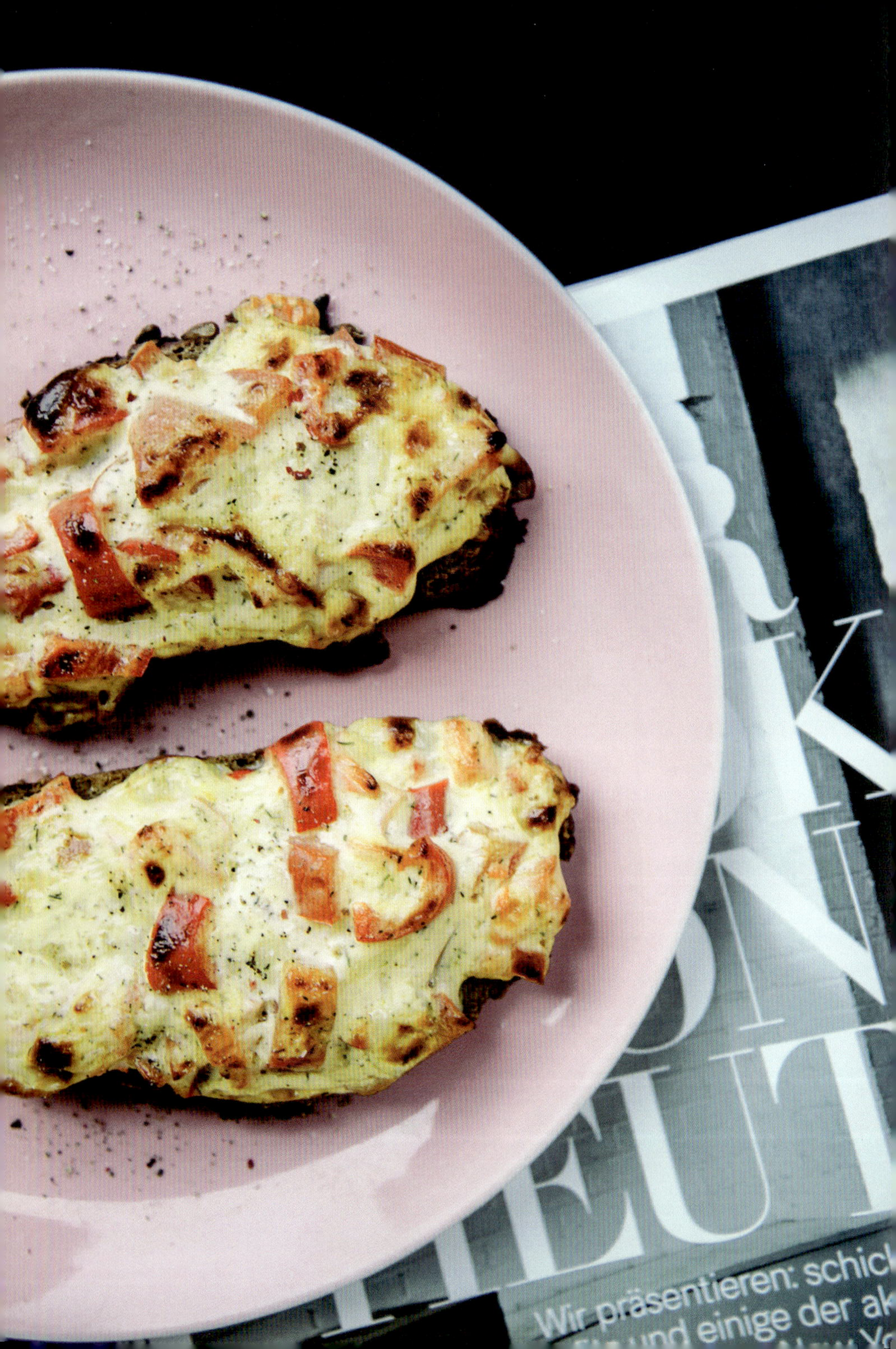
Wir präsentieren: schick
und einige der ak

ÜBERBACKENE LACHSBRÖTCHEN

Zutaten für 4 Portionen:

- 8 Scheiben FODMAP-armes Brot
- 250 g saure Sahne/Sauerrahm (laktosefrei)
- 1 Ei
- 100 g Schnittkäse (25 % F. i. T.)
- 150 g Lachsfilets (geräuchert)
- 200 g FODMAP-armes Gemüse
- Dill, Salz

Zubereitung:
Sauerrahm mit Ei und den restlichen fein geschnittenen Zutaten vermengen, mit Dill und Salz abschmecken. Die Masse auf die Brotscheiben verteilen und im vorgeheizten Backofen bei 180° C überbacken.

Tipp: Anstelle von Lachs kann Schinken, Thunfisch oder Tofu verwendet werden.

LEICHTER NUDELSALAT

Zutaten für 4 Portionen:

- 500 g Maisteigwaren
- 6 Tomaten
- 1 Bund Schnittlauch
- 1 Mozzarella
- 2 Becher Joghurt (laktosefrei)
- 1 Bund Basilikum
- Saft von 2 Zitronen
- Salz
- Cayennepfeffer
- Paprikapulver

Zubereitung:
Nudeln nach Packungsanleitung bissfest kochen. Inzwischen die Tomaten würfeln, Schnittlauch und Basilikum klein schneiden. Den Mozzarella würfeln. Alle Zutaten in eine große Schale geben. Joghurt, Zitronensaft (vorzugsweise frisch gepresst), Salz, Cayennepfeffer und Paprikapulver nach Geschmack zu einer Sauce verarbeiten. Alles – einschließlich der Nudeln – vermischen und halb warm verspeisen.

BRATKARTOFFELN MIT KRÄUTERQUARK

Zutaten für 4 Portionen:

- 800 g Kartoffeln
- 2 EL Rapsöl
- 250 g Quark/Topfen (laktosefrei)
- 125 g saure Sahne/Sauerrahm (laktosefrei)
- Kräuter (frisch oder tiefgekühlt)
- Salz

Zubereitung:
Kartoffeln schälen und vierteln, in einen Topf geben und mit Rapsöl vermischen. Die Kartoffelspalten in den vorgeheizten Backofen auf ein mit Backtrennpapier ausgelegtes Backblech geben und bei 200° C ca. 25 Min. backen. In der Zwischenzeit Quark mit Sauerrahm verrühren, Kräuter hinzufügen und mit Salz abschmecken. Kartoffeln aus dem Backofen nehmen, ebenfalls salzen und mit Kräuterquark anrichten.

QUINOASALAT MIT AVOCADO

Zutaten für 4 Portionen:

200 g Quinoa
3 EL Öl (z. B. Olivenöl)
2 TL Ras el-Hanout (marokkanische Gewürzmischung) oder Curry
2 TL Edelsüßpaprika
7 EL Zitronensaft
4–5 EL Sojasauce
1 EL Senfkörner
Zucker
1 mittelgroßer Kopfsalat
1 Avocado
2 EL Öl
Salz, Pfeffer
Wasser

Zubereitung:
Quinoa mit heißem Wasser abspülen und abtropfen lassen. Öl in einem Topf erhitzen. Quinoa darin kurz andünsten, mit ½ l Wasser ablöschen, aufkochen und zugedeckt bei schwacher Hitze unter gelegentlichem Rühren ca. 20 Min. köcheln. Topf vom Herd nehmen. Quinoa, falls erforderlich, abtropfen lassen, mit Ras el-Hanout, Paprika, 3 EL Zitronensaft, Sojasauce, Senf und 1 Prise Zucker würzen. Quinoa zugedeckt ca. 5 Min. ziehen lassen, dann abkühlen lassen. Salat putzen, waschen, trockenschütteln und in Streifen schneiden. Avocado halbieren, Kern herauslösen. Avocado schälen. Hälften längs halbieren und in Scheiben schneiden. Sofort mit 2 EL Zitronensaft beträufeln. 2 EL Zitronensaft, Salz, Pfeffer und 1 Prise Zucker verrühren, 2 EL Öl daruntermischen. Salat und Avocado mit der Marinade mischen und anrichten. Quinoa nochmals abschmecken und daraufgeben.

Tipp: Der Salat kann mit geräucherten Lachsstreifen oder Schinken verfeinert werden.

SUPPEN & EINTÖPFE

KLARE SUPPE MIT KÄSEKNÖDELCHEN

Zutaten für 4 Portionen:

- 250 g Quark/Topfen (laktosefrei)
- 150 g geriebener Käse (Emmentaler, Gouda, Parmesan – je nach Geschmack)
- 5 Eigelb
- Muskatnuss
- Salz

Zubereitung:
Alles gut verrühren, kleine Knödel formen und in heißem, aber nicht kochendem Wasser etwa 15 Min. ziehen lassen.

Tipp: Diese Knödel schmecken auch sehr gut auf grünem Salat.

ZUCCHINICREMESUPPE MIT HAFERFLOCKEN-SCHINKENNOCKERLN

Zutaten für 4 Portionen:

- 400 g Zucchini
- ¾ l Gemüsebrühe
- 1 Kartoffel
- 50 g Haferflocken
- ⅛ l Wasser
- 50 g Schinken
- 2 Eiweiß
- Petersilie (nach Belieben)
- 1 Msp. Muskat
- Salz
- Pfeffer

Zubereitung:
Haferflocken trocken anrösten, mit ⅛ l Wasser aufgießen; unter ständigem Rühren ca. 5 Min. quellen lassen und danach vom Herd nehmen. Sehr fein gehackten Schinken, gehackte Petersilie, Eiweiß und Gewürze untermengen. Aus der entstandenen Masse Nockerl formen und ca. 5 Min. in schwach kochendem Salzwasser ziehen lassen.
Zucchini und klein geschnittene Kartoffel in der Gemüsebrühe weich dünsten und anschließend pürieren. Mit Salz und Pfeffer abschmecken, abschließend mit den Nockerln anrichten.

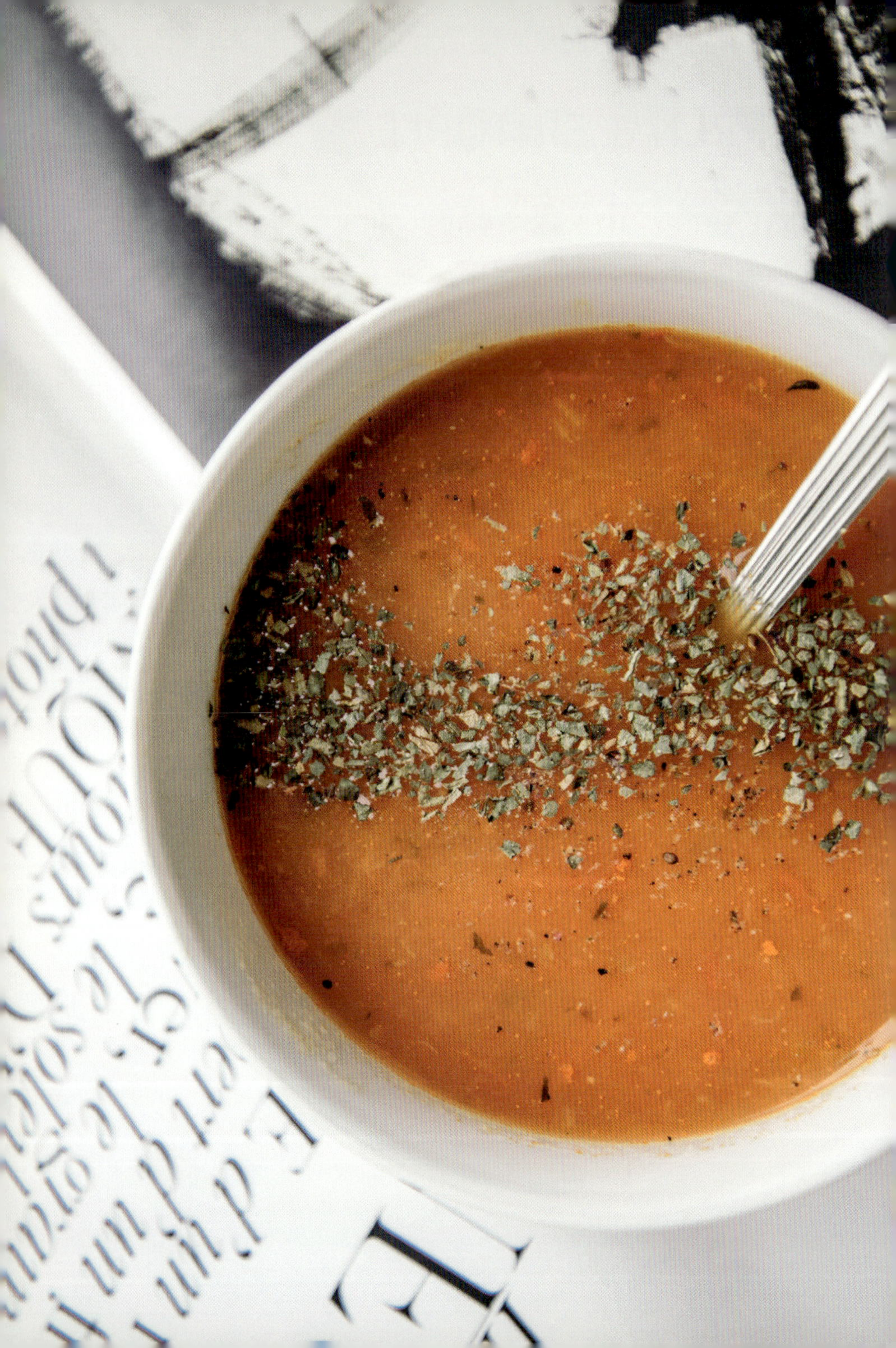

TOMATENCREMESUPPE

Zutaten für 4 Portionen:

- 5 reife Tomaten
- 500 ml Gemüsebrühe
- 1 EL gemischte, getrocknete Kräuter
- 2 Lorbeerblätter
- 1 EL Olivenöl
- 1 EL Maisstärke
- 2 EL Wasser
- 1 TL Zucker
- Salz, Pfeffer

Zubereitung:
Für die Tomatencremesuppe die Tomaten kurz überbrühen und schälen. Gemüsebrühe aufkochen, Lorbeerblätter, Kräuter und Olivenöl dazugeben. Tomaten klein schneiden und dazugeben. 15–20 Min. alles klein köcheln. Mit Zucker, Salz und Pfeffer abschmecken. Die Lorbeerblätter entfernen. Die Tomatensuppe mit dem Pürierstab zu einer Tomatencremesuppe pürieren. Maisstärke mit 2 EL kaltem Wasser anrühren und in die Suppe einrühren. Tomatencremesuppe kurz aufkochen lassen ... fertig!

Tipp: Mit Parmesanspänen und Basilikum verfeinern.

HAFERFLOCKENSUPPE

Zutaten für 4 Portionen:

- 3 EL Haferflocken
- 30 g Butter
- Petersilie
- 1 kl. Scheibe Knollensellerie
- Salz, Pfeffer
- 1 l Wasser oder Suppe

Zubereitung:
Die Butter erhitzen, Petersilie und Sellerie sowie Haferflocken kurz anrösten. Mit kaltem Wasser oder Suppe aufgießen. Das Ganze bei geringer Temperatur köcheln lassen. Mit Salz und Pfeffer abschmecken.

SELLERIECREMESUPPE MIT LACHSSTREIFEN

Zutaten für 4 Portionen:

- 500 g Knollensellerie (geputzt gewogen)
- 1 EL Rapsöl
- 600 ml klare Suppe
- 100 g geräucherte Lachsfilets
- 40 g Kürbiskerne
- 300 ml Milch (laktosefrei)
- Salz, Pfeffer, Muskatnuss

Zubereitung:
Öl erhitzen und den Sellerie darin anschwitzen, bis er leicht gebräunt ist. Mit der Suppe ablöschen und bei schwacher Hitze 15–20 Min. leicht köcheln lassen, bis der Sellerie weich ist. In der Zwischenzeit den Lachs in feine Streifen schneiden und Kürbiskerne grob hacken. Die Suppe pürieren, mit Milch aufgießen und mit Salz, Pfeffer und geriebener Muskatnuss abschmecken. Mit Lachsstreifen und Kürbiskernen anrichten.

ASIATISCHE KOKOSMILCHSUPPE

Zutaten für 4 Portionen:

- 400 g Hühnerbrustfilet
- 1 rote Chilischote
- 50 g Ingwer (frisch)
- 3 EL Rapsöl
- 1 l Hühnerbrühe
- 400 ml Kokosmilch
- ½ Bund Koriandergrün
- Salz, etwas Pfeffer

Zubereitung:

Die Chilischote halbieren, entkernen und fein würfeln. Ingwer schälen und reiben. Hühnerbrustfilets in Streifen schneiden, würfeln und im heißen Öl anbraten. Die gewürfelte Chilischote und den Ingwer zugeben und kurz andünsten.

Die Hühnerbrühe und die Kokosmilch zugießen, einmal aufkochen lassen und bei geringer Hitze 5 Min. garen. Die Suppe mit Salz und Pfeffer würzen und mit den Korianderblättern dekorieren.

KAROTTEN-INGWER-CREMESUPPE

Zutaten für 4 Portionen:

- 300 g Karotten
- 1 kl. Stk. Ingwer (frisch)
- ½ l Gemüsesuppe
- 1 Prise Salz
- 1 Prise Pfeffer
- 3 EL Sahne/Schlagobers (laktosefrei)
- 1 Stk. Orange (Saft)

Zubereitung:

Für die Karotten-Ingwer-Suppe Karotten schälen und in kleine Würfel schneiden. Den Ingwer schälen und fein reiben oder ebenso in kleine Würfel schneiden. Gemüsesuppe herstellen und die Karotten hinzufügen. Mit Salz, Pfeffer und dem fein geriebenen Ingwer würzen.

Die Karotten-Ingwer-Suppe ca. 10–15 Min. köcheln lassen, bis die Karotten weich sind. Den Saft der ausgepressten Orange hinzufügen. Dann mit einem Pürierstab die Suppe aufmixen, sodass eine cremige Gemüsesuppe entsteht, in der keine Karottenstückchen mehr sichtbar sind. Mit etwas Sahne abschmecken.

ROTE PAPRIKASCHAUMSUPPE

Zutaten für 4 Portionen:

- 400 g rotes Paprikagemüse
- ¼ l Wasser oder Suppe
- ½ l Milch (laktosefrei)
- Salz, Muskatnuss

Zubereitung:

Die Paprika waschen, Kerngehäuse entnehmen und in kleine Stücke schneiden. Die Paprika mit dem Wasser bzw. der Suppe und Milch erhitzen, mit Salz und geriebener Muskatnuss würzen und garen lassen, bis sie kernig sind. Anschließend passieren.

Tipp: Dazu geröstetes Brot servieren.

GRIESSNOCKERLSUPPE

Zutaten für 4 Portionen:

- 30 g Butter
- 2 Eigelb
- Salz, Muskat, Petersilie
- 60 g Maisgrieß
- 1 l Suppe

Zubereitung:
Die Butter flaumig rühren. Nach und nach die Eigelb einrühren. Mit Salz und geriebener Muskatnuss würzen. Zuletzt Grieß und die Petersilie einrühren. 10 Min. ziehen lassen. Währenddessen die Suppe erwärmen bzw. zubereiten. Mit einem Teelöffel den Teig ausstechen, mithilfe eines zweiten Löffels zu Nockerl formen. Die Nockerl in die nicht kochende Suppe einlegen und 10 Min. leicht kochen, bis sie an der Oberfläche schwimmen.

KARTOFFELSUPPE

Zutaten für 4 Portionen:

- 600 g Kartoffeln
- Wurzelwerk
- 1 l Wasser
- Salz, Pfeffer
- Kerbel, Muskatnuss
- Majoran
- 1 Lorbeerblatt
- 1 Prise Zucker

Zubereitung:
Die geschälten, geschnittenen Kartoffeln mit dem geputzten geschnittenen Wurzelwerk in das Wasser geben. Erhitzen, würzen und die Suppe 25–30 Min. köcheln lassen.

KÜRBIS-KARTOFFELCREME-SUPPE

Zutaten für 4 Portionen:

- 300 g Kürbis (kein Butternusskürbis)
- 300 g Kartoffeln
- 100 g Karotten
- 1 EL Rapsöl
- 600 ml klare Gemüsesuppe
- 2 Lorbeerblätter
- Majoran
- 1 Msp. süßes Paprikapulver
- Salz, Pfeffer
- Rosmarin (frisch)

Zubereitung:
Kürbis, Kartoffeln und Karotten waschen, schälen und in kleine Würfel schneiden. Öl in einem Topf erhitzen; Karotten, Kürbis und Kartoffeln dazugeben, kurz ziehen lassen und mit Gemüsesuppe ablöschen. Mit Lorbeerblatt, Majoran, Paprikapulver, Salz und Pfeffer würzen und ca. 10 Min. kochen lassen. Anschließend mit dem Stabmixer pürieren, in Suppentellern anrichten und mit Rosmarin garnieren.

VEGETARISCHE GERICHTE

SPINAT-RICOTTA-NOCKERL

Zutaten für 4 Portionen:

- 500 g Blattspinat (frisch) oder 450 g Spinat (tiefgekühlt)
- Salz
- Wasser
- 200 g Ricotta
- 3 Eier
- 150 g Parmesan (gerieben)
- 75 g Maismehl
- 8 TL Mandeln (gerieben)
- Pfeffer
- Muskatnuss (gerieben)
- 1 EL Mandelblättchen (zum Bestreuen)

Zubereitung:
Den Spinat putzen, waschen und in reichlich Salzwasser 1 Min. kochen. Spinat abgießen und abschrecken. Anschließend in einem Tuch so gut wie möglich ausdrücken und fein hacken. Ricotta, Spinat, Eier, Maismehl und 100 g Parmesan verrühren. Die Masse mit Salz, Pfeffer und 1 Prise Muskat abschmecken. Mit 2 angefeuchteten Esslöffeln aus dem Teig Nockerl formen und in einem Topf mit Salzwasser sieden lassen, bis die Nockerl gar sind und an die Wasseroberfläche steigen. Den Backofen vorheizen. Die Spinatnockerl aus dem Wasser heben und in eine Auflaufform setzen. Mit restlichem Parmesan und Mandelblättchen bestreuen und 3 Min. im Backofen gratinieren.

Tipp: Mit grünem Salat servieren.

RUCOLASPAGHETTI

Zutaten für 4 Portionen:

- 400 g Spaghetti (Reis und/oder Mais)
- Wasser
- 2 rote Paprika
- 80 g Petersilie
- 80 g Rucola
- 1/8 l Gemüsebrühe
- 1 EL Zitronensaft
- 1/16 l Olivenöl
- Salz, Pfeffer
- 2 EL Pinienkerne
- 1 EL Olivenöl

Zubereitung:
Spaghetti in Salzwasser bissfest garen und abseihen. Paprika klein würfeln. Petersilie und Rucola waschen, fein schneiden und in einem Topf mit Gemüsebrühe, Zitronensaft und 1/16 l Olivenöl vermengen. Mit Salz und Pfeffer abschmecken. Paprikawürfel und Pinienkerne leicht in 1 EL Olivenöl kurz anbraten und unter die Spaghetti rühren.

Tipp: Die Petersilie-Rucola-Sauce darf nicht erhitzt werden, sie verliert sonst an Farbe und Geschmack.

GETREIDERÖSTI MIT GEMÜSE AUF BLATTSALAT

Zutaten für 4 Portionen:

- 1 kl. Zucchino
- 1 gelbe Paprika
- 1 Karotte
- 120 g Haferflocken
- 2 EL geschrotetes Getreide (z. B. Buchweizen)
- 3 EL Reismehl
- 2 Eier
- 2 EL saure Sahne/Sauerrahm (laktosefrei)
- 2 EL gehackte Kräuter (Kerbel, Petersilie, Schnittlauch)
- Salz, Pfeffer
- 1 Msp. Chili
- Öl zum Braten
- 200 g gemischter Blattsalat (je nach Saison)
- 12 Cherrytomaten
- Saft von 1 Zitrone
- 2 EL Kürbiskernöl
- Kerbel (frisch)

Zubereitung:

Zucchini und Karotten fein raffeln, Paprika entkernen und in sehr kleine Würfel schneiden. Für die Laibchen Gemüse, Haferflocken, Reismehl, Getreide, Eier, Sauerrahm und Kräuter vermengen, die Masse mit Salz und Pfeffer abschmecken und nach Belieben mit Chili würzen. Die Masse 10 Min. rasten lassen, dann noch einmal gut durchkneten. In der Zwischenzeit Salat und Tomaten waschen. Wenig Öl in einer beschichteten Pfanne erhitzen. Mit dem Löffel kleine Häufchen der Getreidemasse in die Pfanne setzen und etwas flach drücken. Auf beiden Seiten goldbraun braten. Auf Küchenpapier platzieren und warm stellen.

Salat mit Zitronensaft und Kürbiskernöl marinieren und darauf die Rösti anrichten. Mit frischem Kerbel und geviertelten Cherrytomaten garnieren.

Tipp: Die Rösti können auch auf einem mit Backtrennpapier belegten Blech im Backofen zubereitet werden.

ÜBERBACKENER HIRSE-SPINAT-AUFLAUF

Zutaten für 4 Portionen:

- 200 g Hirse
- 500 ml Gemüsebrühe
- 1 EL Öl
- 450 g passierter Spinat (tiefgekühlt)
- 100 ml Sahne/Obers (laktosefrei)
- 100 ml Milch (laktosefrei)
- 2 Eier
- Salz, Pfeffer, Muskat
- 200 g Gouda (gerieben)

Zubereitung:

Abgespülte Hirse in Öl andünsten. Gemüsebrühe zugeben, kurz aufkochen und alles auf der ausgeschalteten Herdplatte ca. 20 Min. quellen lassen. Den aufgetauten Spinat unter die Hirse mischen und in eine gefettete Auflaufform füllen. Sahne, Milch und Eier verquirlen, würzen und darübergießen. Den Käse darüberstreuen und alles bei 180° C ca. 30 Min. überbacken.

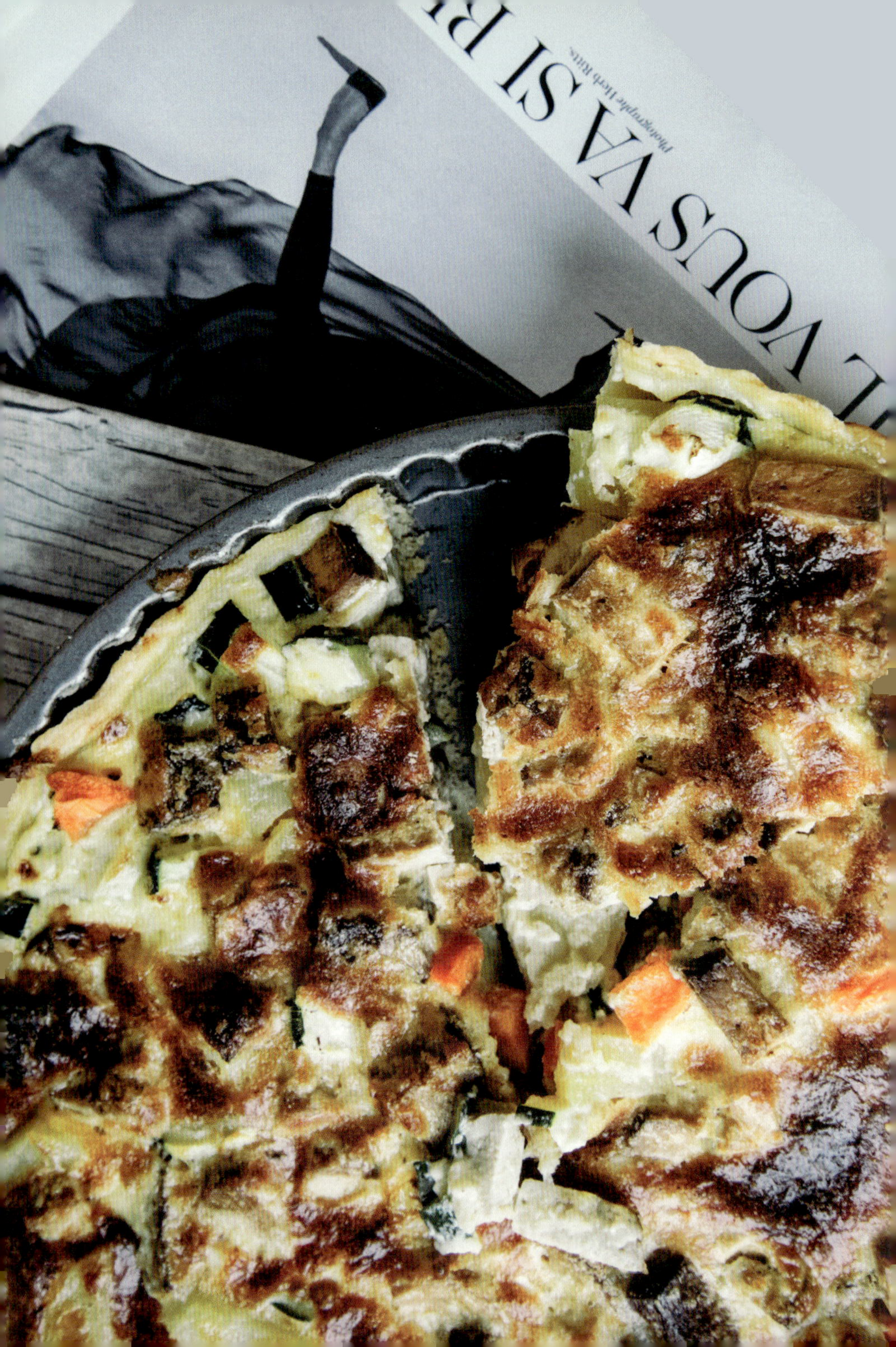
VOUS VA SI
Photographie Herb Ritts.

HERBSTGEMÜSE-QUICHE

Zutaten für 4–6 Portionen:

- 70 g kalte Butter
- 3 Eier
- 125 g Maismehl
- 2 EL Wasser
- Salz
- Pfeffer
- 150 g Karotten
- 150 g Pastinaken
- 100 g Zucchini
- 100 g Räuchertofu
- 50 g Parmesan (gerieben)
- 100 ml Sahne/Obers (laktosefrei)
- 1 Prise Kümmel (gemahlen)

Zubereitung:

Butter in Würfel schneiden. Butter, 1 Ei, Mehl, Salz und 2 EL kaltes Wasser in eine Schüssel füllen und zu einem glatten Teig verarbeiten. In Frischhaltefolie wickeln und 30 Min. kalt stellen.

Inzwischen Karotten, Pastinaken und Zucchini schälen und klein schneiden.

Für den Guss Sahne, 2 Eier, den geriebenen Parmesan, gemahlenen Kümmel, Salz und Pfeffer gut vermischen. Die Tarteform einfetten. Den Teig auf einer bemehlten Arbeitsfläche im Durchmesser der Tarteform ausrollen. Teig in die Form legen und am Rand gut andrücken. Gemüse und den fein gewürfelten Räuchertofu darauf verteilen und die Eimasse darübergießen. Im heißen Backofen bei 190° C (Umluft: 175° C) 45 Min. backen.

Tipp: Anstelle von Tofu kann auch Schinken verwendet werden.

BUCHWEIZEN-KARTOFFEL-NUDELN MIT BASILIKUMPESTO

Zutaten für 4 Portionen:

- 500 g mehlig kochende Kartoffeln
- Basilikum (frisch: 2 Bund oder getrocknet: 1 EL)
- 50 g Pinienkerne (gerieben)
- 100 g Käse (gerieben)
- ⅛ l Olivenöl
- 1 Ei
- 150 g Buchweizenmehl
- 40 g Speisestärke
- Salz
- Muskatnuss, Pfeffer

Zubereitung:

Kartoffeln in der Schale weich kochen. Pinienkerne mit Basilikum und Käse in einer Schüssel mischen. Olivenöl tropfenweise unterrühren, bis eine glatte Paste (Pesto) entsteht.

Ausgedämpfte Kartoffeln schälen und 2-mal durch die Kartoffelpresse drücken. Mit Ei, Buchweizenmehl, Speisestärke, Salz, Muskat und Pfeffer zu einem geschmeidigen Teig verarbeiten. Die Arbeitsfläche mit Buchweizenmehl bestäuben und aus dem Teig Rollen formen. Aus diesen Rollen etwa 1 cm dicke Stücke abschneiden und daraus Nudeln drehen. Diese im kochenden Salzwasser so lange köcheln, bis die Nudeln an die Oberfläche steigen. Das Pesto mit 1 EL heißem Nudelwasser verrühren. Nudeln kurz abtropfen lassen und mit dem Pesto mischen.

Tipp: Mit grünem Salat servieren.

QUINOA-QUARK-TALER AUF KAROTTENPÜREE

Zutaten für 4 Portionen:

Taler:

- 150 g Quinoakörner
- 450 g Magerquark/-topfen (laktosefrei)
- 2 Eigelb
- 1 Prise Salz
- 1 Prise Koriander (gemahlen)
- 30 g Butter
- Öl zum Braten

Karottenpüree:

- 400 g Karotten
- 1/8 l Sahne/Obers (laktosefrei)
- Salz, Pfeffer

Zubereitung:
Quinoakörner mit der dreifachen Menge an Wasser und 1 flachen TL Salz zum Kochen bringen, bei kleiner Hitze ca. 15 Min. köcheln lassen. Gut ausgekühlte Quinoamasse mit den restlichen Zutaten vermengen und kleine Taler formen, in wenig Öl goldbraun braten oder im Backofen auf Backtrennpapier backen. Für das Püree die Karotten waschen, schälen, in kleine Stücke schneiden und weich kochen, anschließend im Mixer mit Sahne fein pürieren, salzen und pfeffern.

OMELETTE MIT TOMATEN UND SCHAFSKÄSE

Zutaten für 4 Portionen:

- 8 Eier
- 150 ml Milch (laktosefrei)
- Salz, Pfeffer
- 1 EL Kräuter (gemischt)
- 4 Tomaten
- 4 TL Öl
- 200 g Schafskäse

Zubereitung:
Die Eier mit Milch, Salz, Pfeffer und den Kräutern vermengen. Die Tomaten waschen, die Stielansätze entfernen und das Fruchtfleisch in Scheiben schneiden. Für jedes Omelette 1 TL Öl erhitzen und 1/4 der Eiermischung darin stocken lassen. Wenn die Unterseite fest ist, 1 Tomate in Scheiben in das Omelette drücken und 50 g Schafskäse darüberbröseln. Die Pfanne abdecken und das Omelette noch kurz weiterbraten.

Tipp: Das Omelette mit FODMAP-armem Brot genießen.

ZUCCHINILAIBCHEN MIT SCHAFSKÄSE

Zutaten für 4 Portionen:

- 250 g Zucchini
- 200 g Schafskäse
- 1 Bund Kräuter (gemischt)
- 2 Eier
- 50 g Maismehl
- 1 EL Maisstärke
- 200 g Kartoffelpüreepulver (laktosefrei)
- 2 EL Öl

Zubereitung:
Die Zucchini putzen, waschen und in einer Küchenmaschine fein hacken. Den Schafskäse zerkrümeln und mit den Zucchini mischen. Die Kräuter waschen und hacken. Kräuter und Eier zu der Zucchini-Käse-Masse geben und verrühren. Das Mehl mit der Maisstärke und dem Kartoffelpüreepulver mischen und alles zu einem cremigen Teig verarbeiten. Das Öl erhitzen und darin nacheinander 8 Laibchen braten (oder diese im Backofen auf Backtrennpapier backen).

Tipp: Die Zucchinilaibchen können auch als Beilage zu einer Fleischspeise zubereitet werden.

KÜRBISCURRY

Zutaten für 4 Portionen:

- 350 g Kürbisfleisch (Hokkaido)
- 1 gr. Karotte
- 200 ml Gemüsebrühe
- 2 EL Kokosraspeln
- 2 TL Ahornsirup
- 1 EL Rapsöl
- 1 TL Ingwer (frisch)
- 1 TL Curry
- 1 EL Zitronensaft
- Salz, Pfeffer

Zubereitung:
Kürbis entkernen, waschen und in Würfel schneiden. Karotten würfeln, mit dem Kürbis und dem Curry im Rapsöl kurz andünsten. Gemüsebrühe und Kokosraspeln dazugeben und ca. 15 Min. köcheln lassen, bis das Gemüse weich ist. Das Gemüse mit Ahornsirup, Ingwer, Salz, Pfeffer und Zitronensaft abschmecken.

Tipp: Zum Kürbiscurry gekochte Hirse servieren.

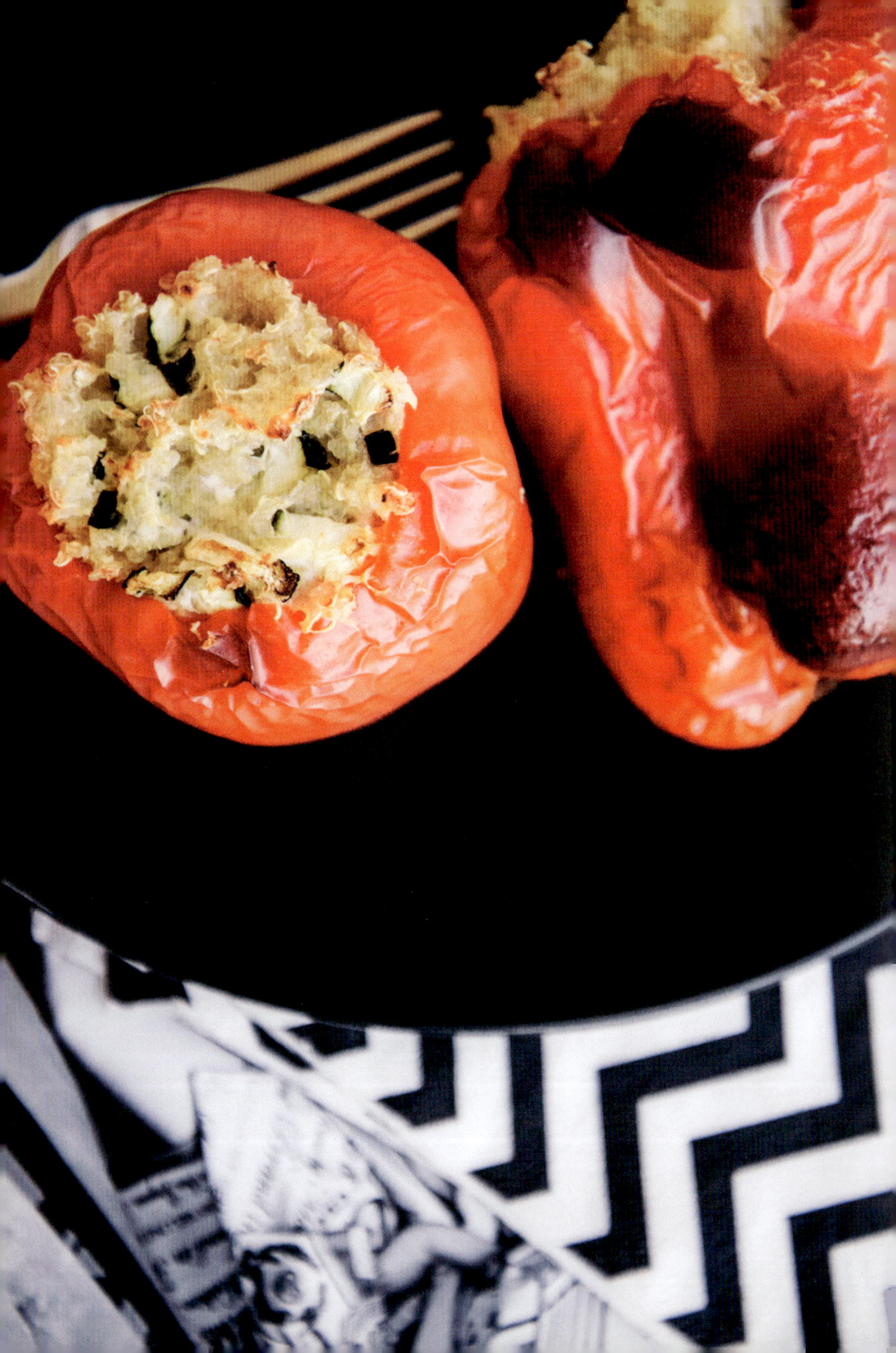

QUINOA IM PAPRIKAMANTEL

Zutaten für 4 Portionen:

8 rote mittelgroße Paprika
400 g Zucchini
80 g Quinoa (ungekocht, Rohgewicht)
8 EL Quinoamehl
8 EL Quark/Topfen (laktosefrei)
Oregano, Majoran, Salz

Zubereitung:
Die Paprika waschen und mit dem Messer vorsichtig am Stielansatz aushöhlen. Quinoakörner 240 ml Wasser und 1 flachen TL Salz zum Kochen bringen, bei kleiner Hitze ca. 15 Min. köcheln lassen. Zucchini klein schneiden und mit gekochter Quinoa, Quinoamehl und Quark vermengen, dann würzen. Die Masse in die Paprika füllen und in eine gefettete Auflaufform setzen. Im Backofen bei 180° C ca. 35–40 Min. backen, bis die Paprika sich bräunt und die Schale pergamentartig aussieht.

KÜRBISRISOTTO

Zutaten für 4 Portionen:

1 l Gemüsebrühe
1 EL Senf
1 Chili
500 g Kürbisfleisch (Hokkaido- oder Muskatkürbis)
4 EL Öl
½ TL Anis
½ TL Pfeffer
200 g Rundkornreis (Arborioreis)
100 ml Orangensaft
60 g Butter
2 EL Basilikum (gehackt)

Zubereitung:
Die Gemüsebrühe mit dem Senf erhitzen, Chili putzen, entkernen, waschen und fein hacken. Kürbisfleisch in mundgerechte Würfel schneiden. 4 EL Öl in einem Topf erhitzen und Anis, Pfeffer und Chili darin andünsten. Den Reis dazustreuen; so lange mitdünsten, bis der Reis glasig geworden ist, dann das Kürbisfleisch zugeben. Mit Orangensaft ablöschen und etwas Brühe dazugeben. So lange umrühren, bis die Flüssigkeit fast aufgesogen ist, dann erneut Brühe hinzufügen. Vorgang so lange wiederholen, bis der Reis nach ca. 20 Min. gar ist, aber noch Biss hat. Reis vom Herd nehmen und die Butter mit dem Basilikum unterrühren. Alles noch einmal abschmecken.

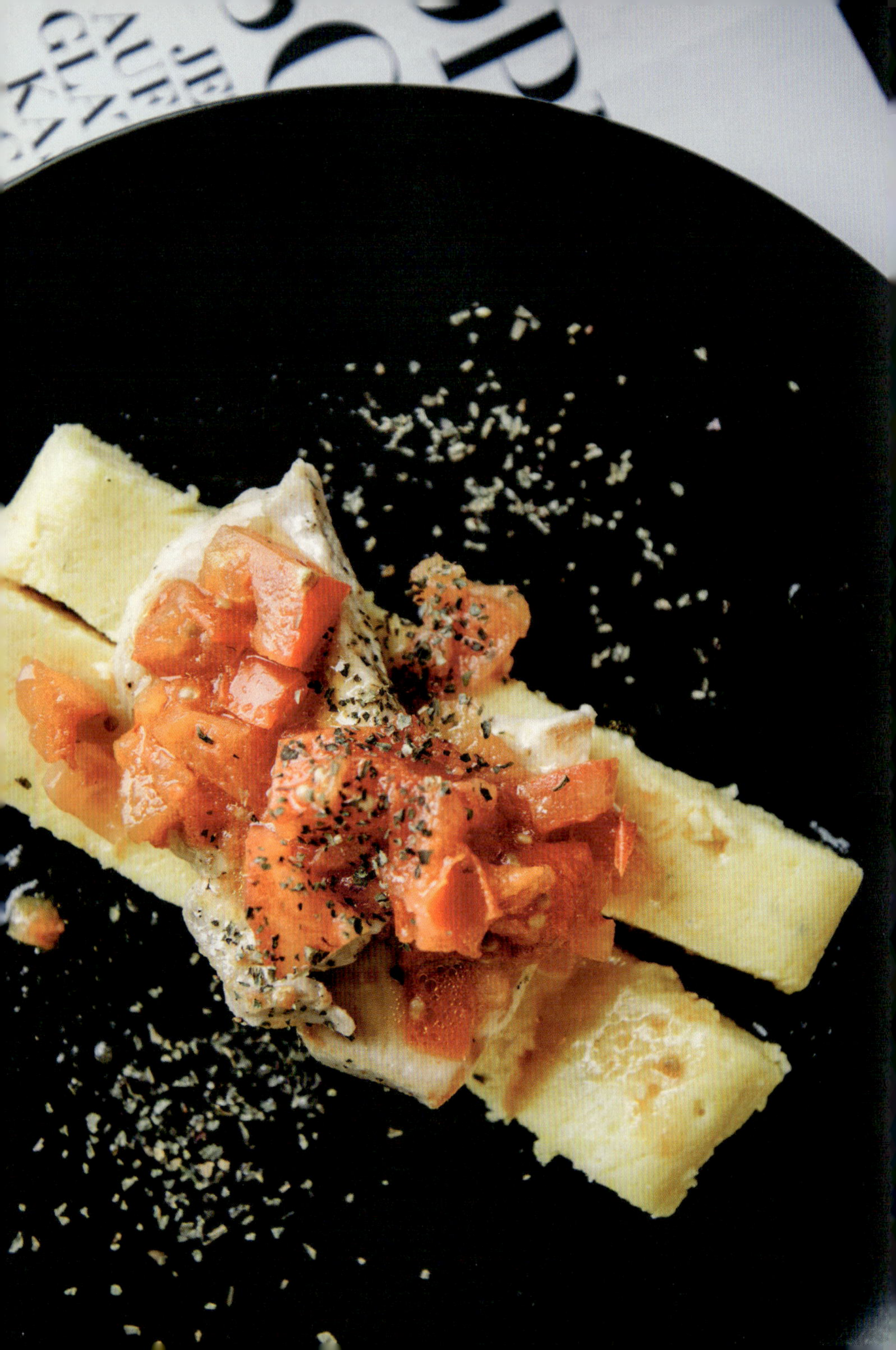

FLEISCHGERICHTE

SCHWEINEMEDAILLONS MIT TOMATEN UND FRISCHEM BASILIKUM AUF POLENTA

Zutaten für 4 Portionen:

Polentascheiben:

- ½ l Gemüsebrühe
- 40 g Butter
- 130 g Polentagrieß
- 100 g Käse (fettarm, gerieben)
- 1/16 l Öl zum Braten

Schweinemedaillons:

- 800 g Schweinefilet vom Mittelstück (zugeputzt)
- 3 mittelgroße Tomaten (ca. 450 g; geschält und entkernt)
- Salz, Pfeffer
- 1/8 l Öl
- 20 g Butter
- 2 EL Weißwein
- 2 EL Basilikum (frisch, in Streifen geschnitten)

Zubereitung:

Für die Polentascheiben gut abgeschmeckte Gemüsebrühe mit Butter aufkochen lassen, den Polentagrieß einrieseln lassen und glatt rühren. Ca. 3 Min. unter ständigem Rühren kochen lassen. Vom Herd nehmen und den geriebenen Käse unterheben.

Eine Terrinenform mit Klarsichtfolie auslegen, die heiße Masse einfüllen, glatt streichen und kalt stellen. Nach dem Erkalten stürzen, Klarsichtfolie entfernen, in 1 cm dicke Scheiben schneiden und in einer beschichteten Pfanne mit Öl auf beiden Seiten knusprig braten oder im Backofen auf Backtrennpapier legen und knusprig backen.

Filets in 12 gleich große Stücke schneiden, leicht flachdrücken. Mit Salz und Pfeffer würzen und in einer Pfanne im heißen Öl beidseitig scharf anbraten. Die Hitze reduzieren; weiterbraten, bis die Medaillons zartrosa sind. Warm halten.

Die Tomaten in Würfel schneiden, in einer Pfanne mit Butter anziehen lassen, mit Weißwein ablöschen und die Basilikumstreifen dazugeben.

Die Medaillons auf den Polentascheiben anrichten, die Tomaten auf die Medaillons häufen.

Mit etwas klarer Suppe den Bratensatz der Medaillons ablöschen, aufkochen lassen und die Medaillons damit umgießen.

RINDERSTEAK MIT OFENKARTOFFELN UND SAURE-SAHNE-DIP

Zutaten für 4 Portionen:

- 4 Filetsteaks (zu je 180 g)
- 4 (100 g) Kartoffeln
- Salz, Pfeffer (weiß)
- 3 EL Öl
- 100 ml saure Sahne/Sauerrahm (laktosefrei)
- 40 g Schnittlauch

Zubereitung:

Steaks mit Salz und Pfeffer würzen. Die Kartoffeln waschen, mit Salz würzen, mit Öl beträufeln und bei ca. 220°C ca. 25 Min. im Backofen backen. Steaks auf beiden Seiten ca. 4–5 Min. grillen.

Sauerrahm mit etwas Salz und dem Schnittlauch glatt rühren.

Die Kartoffeln aus dem Backofen nehmen, quer einschneiden, etwas von dem Rahmgemisch daraufgeben und die Kartoffeln neben dem Steak anrichten.

Tipp: Dazu Blattsalat servieren.

PUTENSTEAK „MILANESE“ MIT POLENTANOCKERLN

Zutaten für 4 Portionen:

Steaks:

- 4 Putensteaks (zu je 125 g)
- 2 Fleischtomaten
- 80 g Mozzarella
- Salz
- schwarzer Pfeffer
- Paprika (edelsüß)
- Olivenöl
- 1 Zweig Basilikum

Nockerl:

- 3/8 l Wasser
- 250 g Maisgrieß
- Salz
- 1–2 Eier
- Kräuter

Zubereitung:

Putensteaks waschen; mit Salz, Pfeffer und Paprika würzen. Olivenöl in eine bereits heiße Pfanne geben; die Putensteaks auf beiden Seiten scharf anbraten und anschließend warmstellen.

Tomaten waschen, die Stielansätze entfernen, die Tomaten in Scheiben schneiden und die Putensteaks damit belegen. Basilikum waschen, die Blätter vom Stiel zupfen, auf die Tomaten geben und dann mit dem in Scheiben geschnittenen Mozzarella belegen. Backofen auf 220°C vorheizen, die belegten Putensteaks auf eine Alufolie geben und 6 Min. überbacken.

Für die Nockerl Grieß in kochendes Wasser einrühren, salzen und bei niedriger Temperatur 30 Min. dünsten. Die Masse überkühlen lassen. Ei und Kräuter untermengen und mit zwei Löffeln Nockerl formen; diese in Salzwasser kurz ziehen lassen. Gratinierte Steaks mit Nockerln servieren.

TAFELSPITZ MIT CREMESPINAT UND KARTOFFELSCHMARREN

Zutaten für 4 Portionen:

- 1 kg Tafelspitz
- 1 Bund Wurzelwerk
- 1 Zwiebel
- Lorbeerblatt
- Pfefferkörner
- etwas Liebstöckel (Gewürz)
- ¾ kg Kartoffeln (mehlig)
- Salz, Pfeffer, Kümmel (gemahlen)
- 2 EL Rapsöl
- 450–500 g passierter Spinat (tiefgekühlt)
- Salz
- Muskat
- Suppenwürze

Zubereitung:

Tafelspitz, Wurzelwerk, Zwiebel, Lorbeerblatt, Pfefferkörner und Liebstöckel in einen Topf mit reichlich Wasser geben und den Tafelspitz bei geringer Hitze ca. 2 Std. weich kochen. In der Zwischenzeit Spinat in einen Topf geben und antauen lassen.

Für den Schmarren Kartoffeln waschen, kochen, schälen, grob reißen und mit Salz, Pfeffer und gemahlenem Kümmel vermischen. Kartoffeln in Öl bei mittlerer Hitze leicht rösten, bis sich eine knusprige Kruste bildet. Spinat erhitzen und mit Salz, Muskat und Suppenwürze abschmecken (falls erwünscht, mit einem Maisstärke-Milch-Gemisch binden). Tafelspitz mit Cremespinat und Kartoffelschmarren servieren.

Tipp: Der Spinat kann mit Knoblauchöl verfeinert werden.

HÜHNERGESCHNETZELTES

Zutaten für 4 Portionen:

- 500 g Hühnerbrust
- 3 EL Öl
- Salz
- Pfeffer
- 2 EL Maisstärke
- 2 EL Tomatenmark
- 250 ml Hühnerbrühe
- ½ Bund Schnittlauch
- ⅛ l Sahne/Obers (laktosefrei)
- Muskatnuss (gerieben)

Zubereitung:

Die Hühnerbrust(filets) in dünne Streifen schneiden. Das Öl erhitzen und die Fleischstreifen darin unter Rühren anbraten. Mit Salz und Pfeffer würzen. Die Maisstärke über das Fleisch streuen, anschwitzen, das Tomatenmark einrühren und die Hühnerbrühe beigeben, köcheln lassen. Den Schnittlauch waschen und hacken. Nach 5 Min. Garzeit Sahne/Obers und Schnittlauch unterheben. Nochmals mit Salz, Pfeffer und Muskat abschmecken.

Tipp: Dazu passen FODMAP-arme Teigwaren oder Reis.

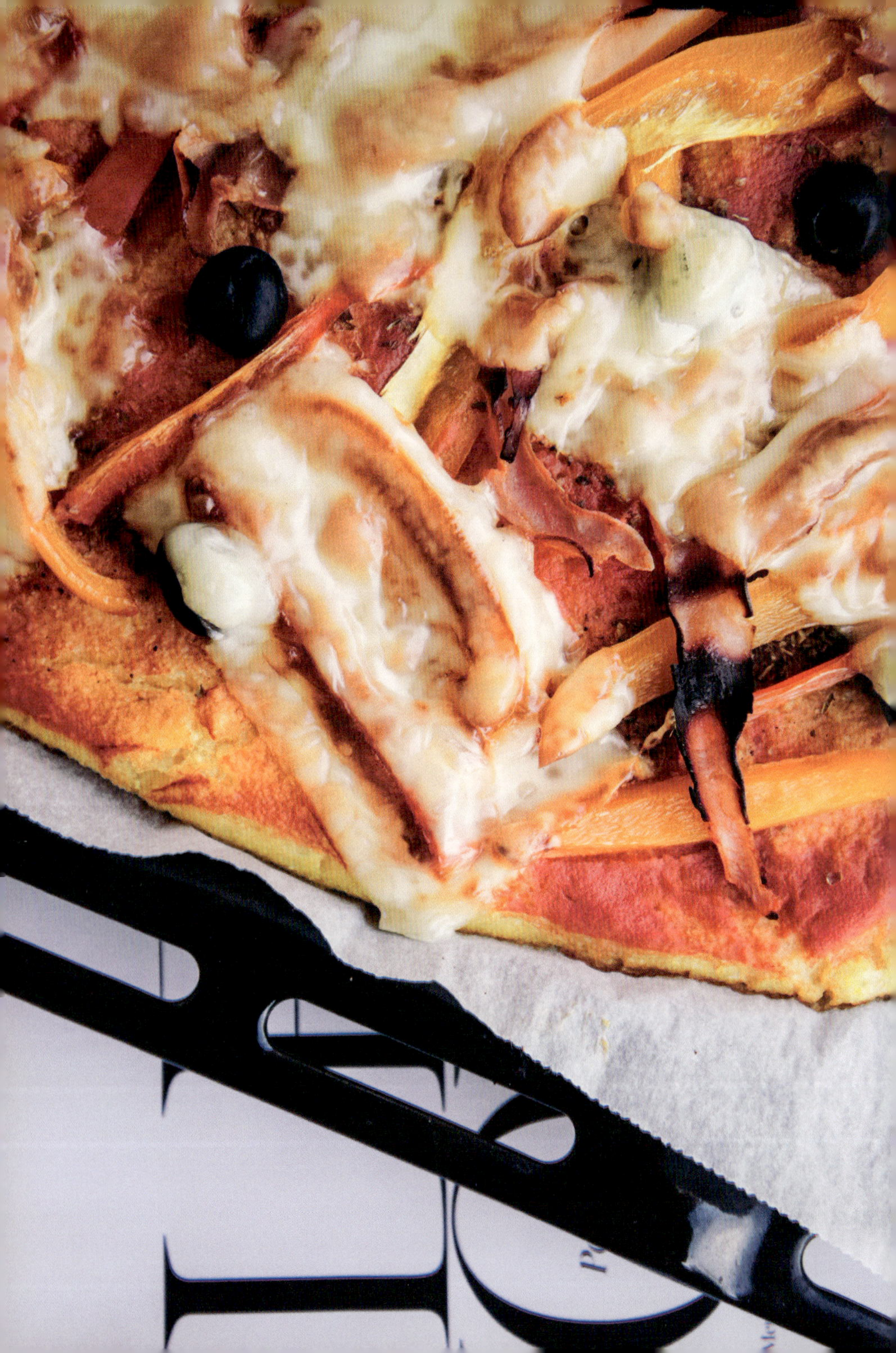

BUNTE POLENTA-PIZZA

Zutaten für 4 Portionen:

Boden:

- 1½ l Brühe
- 1 TL Salz
- 1 EL Öl
- 325 g Maisgrieß

Belag:

- 250 g passierte Tomaten
- Salz, Pfeffer
- 1 EL Oregano
- 500 g Paprika
- 150 g Schinken (gekocht)
- 100 g schwarze Oliven
- 150 g Käse (in Scheiben)

Zubereitung:
Brühe mit Salz und Öl aufkochen, Grieß einrieseln lassen und 10 Min. kochen lassen, dabei ständig rühren. Backblech mit Backpapier auslegen und Polenta darauf verteilen. Tomaten mit Salz, Pfeffer und Oregano würzen und auf die Polenta streichen. Paprika waschen und putzen. Paprika und Schinken in Streifen schneiden und mit den Oliven auf der Pizza verteilen. Käse darübergeben und im vorgeheizten Backofen (200° C) 30 Min. backen.

FASCHIERTE LAIBCHEN MIT DILLBOHNEN

Zutaten für 4 Portionen:

Laibchen:

- 500 g Faschiertes
- 250 g Quark/Topfen (laktosefrei)
- 1 Ei
- Salz, Pfeffer

Dillbohnen:

- 350 g grüne Bohnen/Fisolen
- 100 ml Fleischbrühe/Rindsuppe
- 100 ml Sauerrahm (laktosefrei)
- 1 TL Butter
- 1 TL Maisstärke
- 1 TL Dillspitzen (fein gehackt)
- Salz
- Pfeffer
- Weißweinessig

Zubereitung:
Für die Laibchen alle Zutaten verrühren, Laibchen formen und im Backofen oder Toaster braten.
Für die Dillbohnen geputzte grüne Bohnen in mundgerechte Stücke schneiden und im Salzwasser kernweich kochen. Abseihen, mit kaltem Wasser abschrecken und abtropfen lassen. Butter schmelzen, Stärke einrühren und kurz anrösten.
Mit heißer Rindsuppe aufgießen und kräftig aufkochen lassen, dabei mit einem Schneebesen ständig rühren, damit sich keine Klümpchen bilden. Nach einigen Min. Hitze stark reduzieren und Sauerrahm, dann die grünen Bohnen einrühren. Mit Salz, Pfeffer und einem Schuss Essig abschmecken. Dill darüberstreuen und die Dillbohnen noch einmal kurz aufkochen lassen.

Tipp: Dazu passen Salzkartoffeln als Beilage.

KRÄUTERLAIBCHEN MIT FASCHIERTEM UND ZITRONENSAUCE

Zutaten für 4 Portionen:

Laibchen:

- 1 Bund Petersilie
- 6 kl. Zweige Basilikum
- 400 g Rindergehacktes/-faschiertes
- 2 TL Thymian (gehackt)
- 2 Eier
- 2 EL zarte Haferflocken
- Salz, Pfeffer

Sauce:

- 2 EL Rapsöl
- 250 ml Gemüsesuppe
- 4 EL Sahne/Obers (laktosefrei)
- Schale von ½ Biozitrone

Zubereitung:
Petersilie und Basilikum waschen und trockenschütteln; die Blätter fein hacken. Kräuter mit Faschiertem, Thymian, Eiern, Haferflocken, Salz und Pfeffer zu einem glatten Teig verkneten. Aus dem Fleischteig 8 kleine Laibchen formen. In einer Pfanne etwas Rapsöl erhitzen und die Laibchen rundherum braun anbraten, bei schwacher Hitze in 10–15 Min. fertig braten. Alternativ können die Laibchen im Backofen auf Backtrennpapier gebacken werden; dann herausnehmen und warm halten. Bratensatz mit Suppe ablöschen, Sahne unterrühren und die Sauce kurz cremig einkochen lassen. Zitronenschale unter die Sauce rühren. Mit Laibchen servieren.

Tipp: Kartoffeln und grünen Salat dazu servieren.

KOHLROULADE

Zutaten für 4 Portionen:

- 8 Kohlblätter
- 500 g geschälte Tomaten
- 80 g Quinoa (ungekocht, Rohgewicht)
- 4 Eier
- 150 g Faschiertes
- 1 EL Rapsöl
- Spagat
- Curry
- Basilikum

Zubereitung:
Kohlblätter blanchieren. Quinoakörner mit 240 ml Wasser und 1 flachen TL Salz zum Kochen bringen, bei kleiner Hitze ca. 15 Min. köcheln lassen. Quinoa, Faschiertes, Curry und Eier zu einer Masse rühren, in die Kohlblätter einwickeln, die Rollen mit Spagat fixieren und beidseitig kurz anbraten. Tomaten dazugeben und mit Basilikum würzen. Im Backofen 20–30 Min. garen, dabei öfter mit Eigensaft begießen.

Tipp: Als Beilage passen sehr gut Petersilienkartoffeln. Anstelle von Quinoa kann auch Hirse, Polenta oder Reis für die Fülle verwendet werden.

FISCHGERICHTE

SAIBLINGSFILETS MIT KARTOFFELN UND FELDSALAT IN KÜRBISKERNDRESSING

Zutaten für 4 Portionen:

- 8 Saiblingsfilets
- 4 EL Rapsöl
- ⅛ l Fischfond oder Gemüsebrühe
- Salz, Zitronensaft
- 8 EL frische Kräuter (z. B. Kerbel, Brunnenkresse, Dill, Zitronenmelisse, Minze)
- 500 g Kartoffeln
- 40 g Butter
- Salz
- 80 g Jungzwiebeln (nur grüner Teil, in Ringe geschnitten)
- 200 g Feldsalat/Vogerlsalat
- 2 EL Zitronensaft
- 2 EL Kürbiskernöl
- Salz, weißer Pfeffer (aus der Mühle)
- Zucker

Zubereitung:
Die Saiblingsfilets mit einem scharfen Messer auf der Hautseite einige Male leicht einschneiden, salzen und mit Zitronensaft beträufeln. Alufolie auf ca. 20 x 10 cm zuschneiden, mit Öl bestreichen und pro Portion zwei Saiblingsfilets mit der Hautseite auf die Folie legen. Die grob gehackten Kräuter auf den Filets verteilen, ebenso den Fischfond. Die Folie verschließen. Im vorgeheizten Backofen bei ca. 150° C ca. 6 Min. garen. Die Folie erst kurz vor dem Servieren öffnen. Die Kartoffeln schälen und im Dampf garen. In der Butter den grünen Teil der Jungzwiebeln anschwitzen, die Kartoffeln dazugeben, salzen, kurz durchschwenken und mit den Saiblingsfilets anrichten.
Aus Zitronensaft, Salz, wenig Zucker, weißem Pfeffer und Kürbiskernöl eine Marinade herstellen, den Feldsalat damit marinieren.

GEBRATENES ZANDERFILET MIT ROTER PAPRIKASAUCE

Zutaten für 4 Portionen:

- 4 Zanderfilets (zu je 150 g)
- 500 g roter Paprika
- etwas Wasser
- Salz, Pfeffer (weiß)
- 4 EL Sahne/Obers (laktosefrei)
- 4 EL Rapsöl

Zubereitung:
Zanderfilets mit Salz und Pfeffer würzen. Paprikawürfel in Öl anschwitzen, mit Wasser aufgießen und weich kochen, mit Salz und Pfeffer würzen und mit Sahne aufmixen. Öl erhitzen und den Zander kurz darin braten.

Tipp: Mit Hirse oder Polenta servieren.

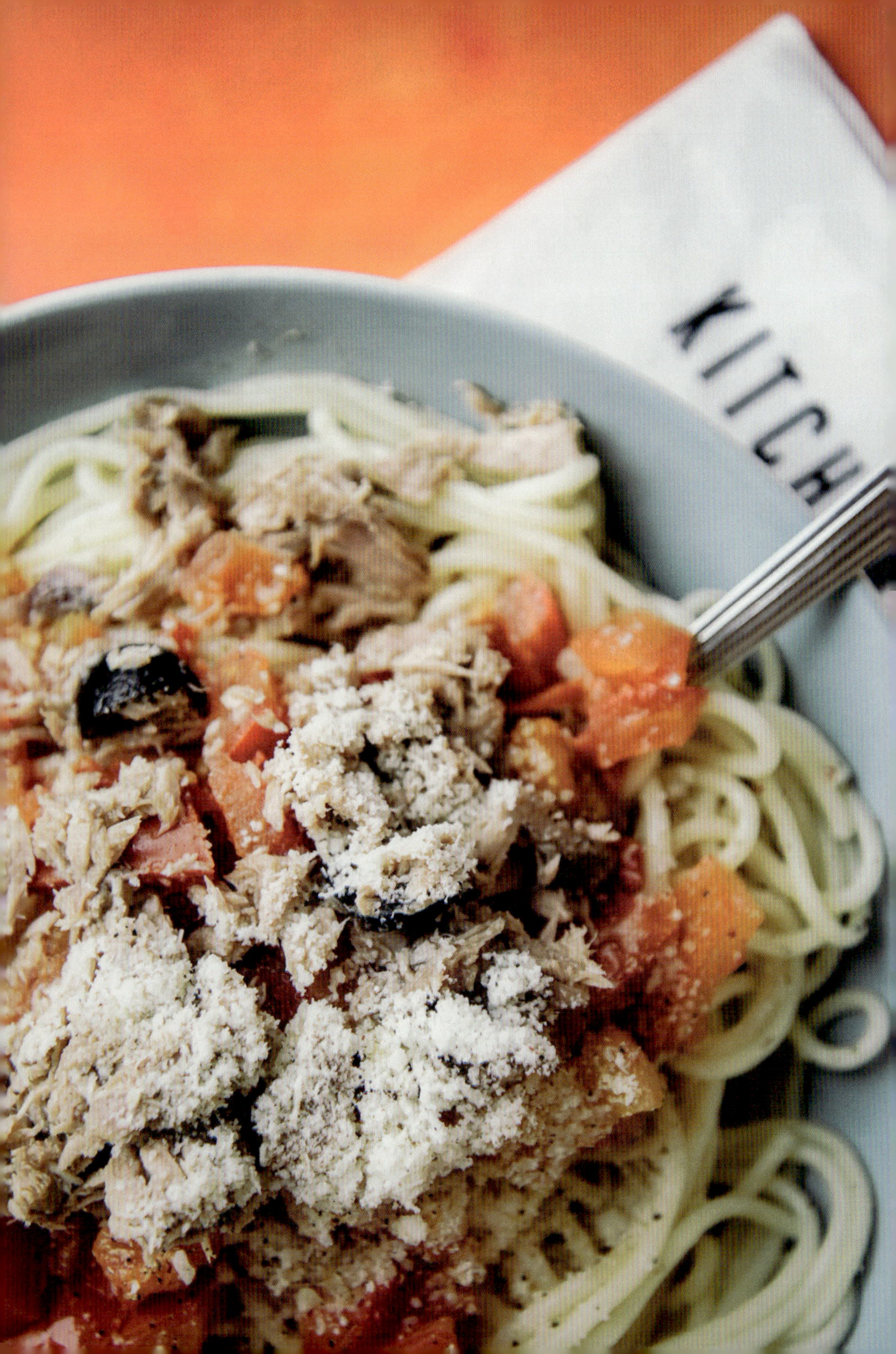
KITCH

SPAGHETTI ALLA CAPRESE

Zutaten für 4 Portionen:

- ½ kg Tomaten
- 4 EL Olivenöl
- Salz, schwarzer Pfeffer
- ½ kg FODMAP-arme Spaghetti, z. B. aus Mais- oder Reismehl
- 30 g Sardellen (aus Dose oder Glas)
- 8 schwarze Oliven
- 1 Dose Thunfisch
- ½ TL Zitronensaft
- 50 g Parmesan (gerieben)
- 50 g Schnittkäse (gerieben)

Zubereitung:
Für die Sauce Tomaten mit kochend heißem Wasser übergießen und häuten, dann vierteln. Stängelansätze abschneiden. 2 EL Öl in einem Topf erhitzen; Tomaten hineingeben; salzen und pfeffern. Zugedeckt bei schwacher Hitze 20 Min. dünsten. Spaghetti in 3 l Salzwasser bissfest kochen. Während dieser Zeit für die Fischpaste die Sardellen unter kaltem Wasser abspülen und gut trockentupfen. Oliven entkernen und klein schneiden. 2 EL Olivenöl in einem Topf nicht zu heiß werden lassen. Sardellen, Oliven, Thunfisch mit Öl und Zitronensaft dazugeben. Bei schwacher Hitze erwärmen, aber nicht braten. Zutaten mit einem Stampfer zu einer Paste zerdrücken. Spaghetti auf ein Sieb schütten; kurz mit kaltem Wasser abschrecken und abtropfen lassen; dann portionsweise auf tiefen Tellern anrichten. Tomatensauce darauf verteilen; in die Mitte jeweils etwas Fischpaste geben. Geriebenen Schnittkäse und Parmesan in einem Schälchen mischen; extra reichen, damit nach Geschmack gewürzt werden kann.

SESAM-FISCH-LAIBCHEN

Zutaten für 4 Portionen:

- 400 g Dorsch-/Kabeljaufilet
- 3 EL Zitronensaft
- 1 Prise Salz
- 1 Msp. Pfeffer
- 1 EL saure Sahne/Sauerrahm (laktosefrei)
- 2 Eier
- 2 EL Sesamkörner
- 2 EL Haferflocken
- 2 EL Rapsöl
- 1 EL Petersilie
- 2 gelbe Paprika
- 4 Karotten
- 100 ml Gemüsebrühe

Zubereitung:
Fisch langsam auftauen, mit Küchenpapier trockentupfen und in der Küchenmaschine faschieren. In eine Schüssel geben, mit den Eiern vermischen; mit Salz, Pfeffer, Petersilie, Zitronensaft und Sauerrahm abschmecken. Die Masse mit Haferflocken binden und daraus Laibchen formen. Die Laibchen in Sesamkörnern wälzen und in einer beschichteten Pfanne in Rapsöl langsam goldgelb braten. Paprika und Karotten in Streifen schneiden, in der Gemüsebrühe 3 Min. dünsten und danach abseihen. Auf einem Teller bunte Gemüsestreifen anrichten und darauf die Fischlaibchen platzieren.

Tipp: Dazu passen Petersilienkartoffeln.

LACHS AUF GEMÜSERISOTTO

Zutaten für 4 Portionen:

- 4 Lachsfilets (tiefgekühlt)
- 400 g FODMAP-armes Gemüse (z. B. Zucchini, Karotten, Pastinaken etc.)
- 12 Cocktail- oder Kirschtomaten
- 300 g Risottoreis
- 50 ml Weißwein
- ca. 800 ml Gemüsebrühe
- 4 EL Kräuter (frisch, gehackt)
- Salz, Pfeffer
- Zitronensaft
- 6 EL Rapsöl

Zubereitung:

3 EL Rapsöl erhitzen, zerkleinertes Gemüse und Reis hinzugeben und glasig andünsten. Mit dem Weißwein ablöschen und mit etwas Brühe aufgießen. Ein Risotto will ständig gerührt werden und soll auf kleiner Flamme köcheln. Sobald der Reis die Brühe aufgenommen hat, die restliche Brühe in kleinen Portionen nachgießen. Insgesamt dauert der Vorgang ca. 20 Min. In der Zwischenzeit den Lachs trockentupfen, salzen, pfeffern und mit Zitronensaft beträufeln. Danach in 3 EL Öl bei guter Hitze rasch von allen Seiten anbraten und bei reduzierter Hitze für ca. 5 Min. durchgaren. Gleichzeitig werden auch die Tomaten halbiert. Dem fertig gegarten Risotto die Kräuter und Tomaten unterrühren, alles kurz durchziehen lassen und das fertige Risotto mit dem Lachsfilet servieren.

Tipp: Zusätzlich kann der Saft von einer Zitrone in die Aufgießflüssigkeit des Risottos gegeben werden.

SCHELLFISCH MIT ORANGENNOTE IM KAROTTENBETT

Zutaten für 4 Portionen:

- 1 große unbehandelte Orange
- 400 g Schellfischfilet
- schwarzer Pfeffer
- 400 g Karotten
- 1 TL Butter
- 1 TL Zucker
- Salz
- 4 EL Gemüsebrühe
- 2 EL Schnittlauch (gehackt)

Zubereitung:

Orange schälen, filetieren, den Saft auffangen und das Schellfischfilet damit beträufeln. Schale und etwas schwarzen Pfeffer über den Fisch geben; 10 Min. ziehen lassen. Die Karotten schälen und klein raspeln. Die Butter mit dem Zucker in einer Pfanne unter Rühren karamellisieren; die geraspelten Karotten darin glasieren und abgedeckt etwa 2 Min. garen. Karotten salzen und mit der Gemüsebrühe ablöschen. Die Fischfilets würzen, mit der Marinade zu den Karotten geben. Abgedeckt etwa 10 Min. dünsten. Die Orangenfilets zugeben und erwärmen. Mit gehacktem Schnittlauch servieren.

Tipp: Dazu passen Salzkartoffeln als Beilage.

GEBRATENES FISCHFILET AUF KARTOFFEL-SELLERIE-PÜREE

Zutaten für 4 Portionen:

- 600 g Sellerieknolle
- 600 g Kartoffeln
- 250 ml Gemüsebrühe
- 600 g Seelachsfilet
- 2 TL Zitronensaft
- Salz
- Pfeffer
- 4 EL Öl
- 4 EL Käse (gerieben)
- 4 Scheiben FODMAP-armes Knäckebrot, z. B. Quinoa-Knäckebrot
- 2 EL Sahne/Obers (laktosefrei)
- 2 EL Petersilie (gehackt)

Zubereitung:

Geschälten Sellerie und Kartoffeln würfeln und beides in der Gemüsebrühe 10 Min. kochen. Das Seelachsfilet mit dem Zitronensaft beträufeln, mit Salz und Pfeffer würzen und in 4 Portionen teilen. Knäckebrot z. B. mit Fleischklopfer oder Nudelholz zu groben Bröseln zerkleinern und mit geriebenem Käse vermischen. Das Öl erhitzen und die Fischfilets von beiden Seiten etwa 4 Min. braten. Nach dem Wenden eine Seite mit der Käse-Brot-Mischung bestreuen und im vorgeheizten Backofen wenige Min. gratinieren.

Sellerie und Kartoffeln in der Brühe zerstampfen, die Sahne unterrühren und mit Salz und Pfeffer abschmecken. Mit Petersilie bestreuen. Püree auf einen Teller geben und die gratinierten Fischfilets darauf anrichten.

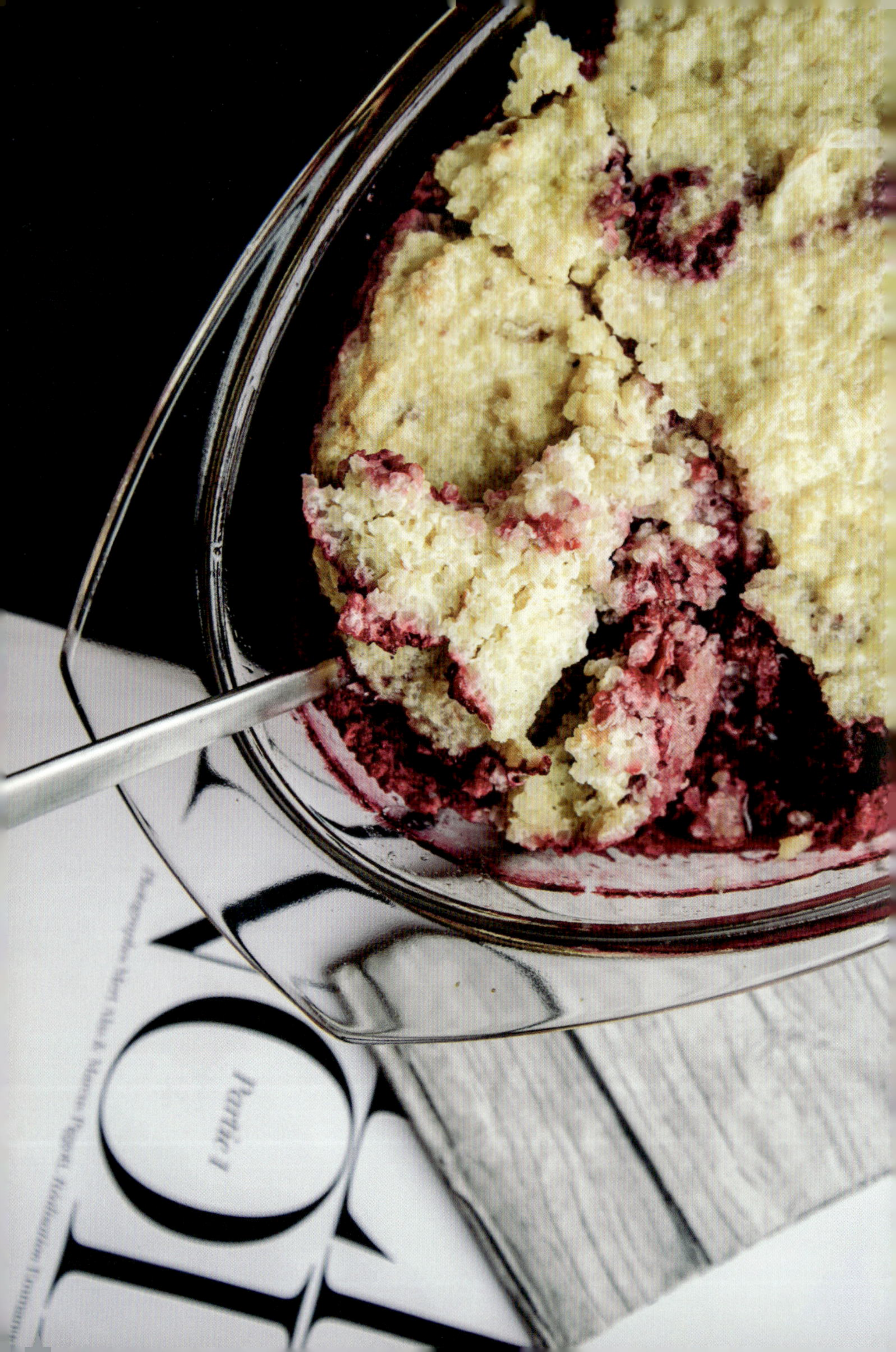

SÜSSE GERICHTE

QUINOA-AUFLAUF MIT HIMBEEREN

Zutaten für 4 Portionen:

- 1 l Milch (laktosefrei)
- Mark von 1 Vanilleschote
- 180 g Quinoakörner
- 2 Eigelb
- 2 EL Zucker
- Schale von 1 unbehandelten Zitrone
- 2 Eiweiß
- 1 Prise Salz
- 600 g Himbeeren

Zubereitung:
Milch mit Vanillemark zum Kochen bringen. Die Quinoa zugeben und bei kleiner Hitze im geschlossenen Topf 15–20 Min. garen lassen. Die Eigelb, den Zucker und die Zitronenschale unter die abgekühlte Quinoamasse geben. Eiweiß mit einer Prise Salz zu einem Schnee schlagen und ebenfalls unter die Masse heben. Die Hälfte der Masse in eine befettete Auflaufform streichen, die Himbeeren darauf verteilen und anschließend den Rest der Masse darüber verteilen. Den Auflauf 40 Min. bei 180° C backen, bis er eine goldbraune Kruste hat.

BUCHWEIZEN-EIERKUCHEN

Zutaten für 4 Portionen:

- 250 g Buchweizenmehl
- ½ l Mineralwasser
- 2 Eier
- 3 EL Öl
- 1 TL Salz

Zubereitung:
Alle Zutaten zu einem Teig verrühren, mindestens ½ Std. quellen lassen und im heißen Öl Eierkuchen bzw. Palatschinken herausbacken.

Tipp: Nach Belieben die Eierkuchen mit Zucker und Zimt, FODMAP-armer Konfitüre oder laktosefreier Quarkfülle genießen.

MILCHREIS

Zutaten für 4 Portionen:

- 250 g Rundkornreis
- 1¼ l Milch (laktosefrei)
- 1 Prise Salz
- Zucker (nach Bedarf)
- ¼ Vanilleschote

Zubereitung:
Die Milch mit Salz und Vanilleschote zum Kochen bringen. Dann den gut gewaschenen Reis einrühren und bei kleiner Hitze zugedeckt quellen lassen. Nach Belieben süßen.

Tipp: Zimt oder geriebene dunkle Schokolade eignen sich gut zum Verfeinern dieses Gerichts.

KAISERSCHMARREN

Zutaten für 4 Portionen:

- 5 Eier
- 180 g Buchweizen- oder Maismehl
- 350 ml Milch (laktosefrei)
- 1 Prise Salz
- geriebene Schale von 1 Zitrone
- 1 EL Zucker
- 1 EL Zucker (zum Karamellisieren)
- Öl zum Backen

Zubereitung:
Eigelb vom Eiweiß trennen. Eigelb, Milch, Salz, Zucker und die abgeriebene Zitronenschale in eine Schüssel geben und zu einer dickflüssigen Masse rühren. Nun das Mehl unter ständigem Rühren in die Schüssel einstreuen und so lange rühren, bis eine Teigmasse entsteht. Zum Schluss das Eiweiß in einer anderen Schüssel zu Schnee schlagen und langsam in die Teigmasse heben. In eine Pfanne etwas Öl geben und erhitzen. Die Teigmasse hineinschütten und bei mittlerer Hitze (nicht zu heiß) den Teig an der Unterseite goldgelb werden lassen. Dann den Teig mit einem Pfannenwender oder einer Gabel in Stücke zerreißen und umdrehen. Die Kaiserschmarrenstücke vorsichtig immer wieder umrühren und wenden, bis alle Stücke eine goldgelbe Farbe haben. Dann noch etwas Zucker über den Schmarren geben, einige Male umrühren, damit der Zucker karamellisiert, und servieren. Eventuell noch mit Puderzucker bestreuen.

Tipp für die Teigzubereitung: Falls der Teig zu dickflüssig ist, kann man auch einen Schuss Mineralwasser hinzufügen; wenn er zu flüssig ist, kann man noch ein wenig Mehl hinzufügen.

Serviertipp: Dazu passt Rhabarber- oder Mandarinenkompott.

POLENTA-GRIESSBREI

Zutaten für 4 Portionen:

- 1 l Milch (laktosefrei)
- 8 EL Polenta
- 6 EL Zucker
- etwas Zimt

Zubereitung:
Die Milch mit Zucker und etwas Zimt zum Kochen bringen. Die Polenta langsam und unter ständigem Rühren in die kochende Milch rieseln lassen. Den Topf von der heißen Herdplatte nehmen und die Polenta ausquellen lassen. Heiß mit Zimt und Zucker servieren.

NACHSPEISEN, MEHLSPEISEN & KEKSE

BUCHWEIZEN-BRIOCHE

Zutaten:

500 g Buchweizenmehl
10 g Salz
30 g Zucker
40 g Hefe/Germ
5 Eier
250 g Butter

Zubereitung:
Mehl, Salz, Zucker, Hefe und Eier verkneten, 30 Min. ruhen lassen. Die weiche Butter unterkneten und für 12 Std. mit einer Plastikfolie zugedeckt in den Kühlschrank stellen. Teig in die gefettete Form geben, mit Ei bestreichen und im vorgeheizten Backofen (200° C) 20–30 Min. backen.

GRUNDTEIG FÜR BISKUIT

Zutaten:

3 Eier
3 EL Wasser
150 g Zucker
1 Pkg. Vanillezucker
75 g Maisstärke
75 g Reismehl

Zubereitung:
Die Eier mit dem Wasser, Zucker und Vanillezucker schaumig rühren. Mehl und Maisstärke darübersieben. In eine mit Backpapier ausgelegte Springform (Durchmesser: 28 cm) streichen. Bei 175° C ca. 25 Min. backen.

Tipp: Für einen Schokoladenbiskuit ersetzt man 2 EL Mehl durch 2 EL Kakao.

Anmerkung: Das ist ein gut geeigneter Boden für FODMAP-arme Obstbeläge, laktosefreie Quark- oder Puddingcreme etc.

KAKAOBUSSERL

Zutaten:

2 Eiweiß
100 g Zucker
1 gestr. EL Kakao
50g Zartbitterschokolade

Zubereitung:
Das Eiweiß sehr steif schlagen, darunter nach und nach den Zucker schlagen. Den gesiebten Kakao und die fein geschnittene Schokolade vorsichtig unterheben. Mit zwei Teelöffeln walnussgroße Häufchen auf ein mit Backpapier ausgelegtes Backblech setzen. Backzeit: 25–35 Min. bei 130–150° C.

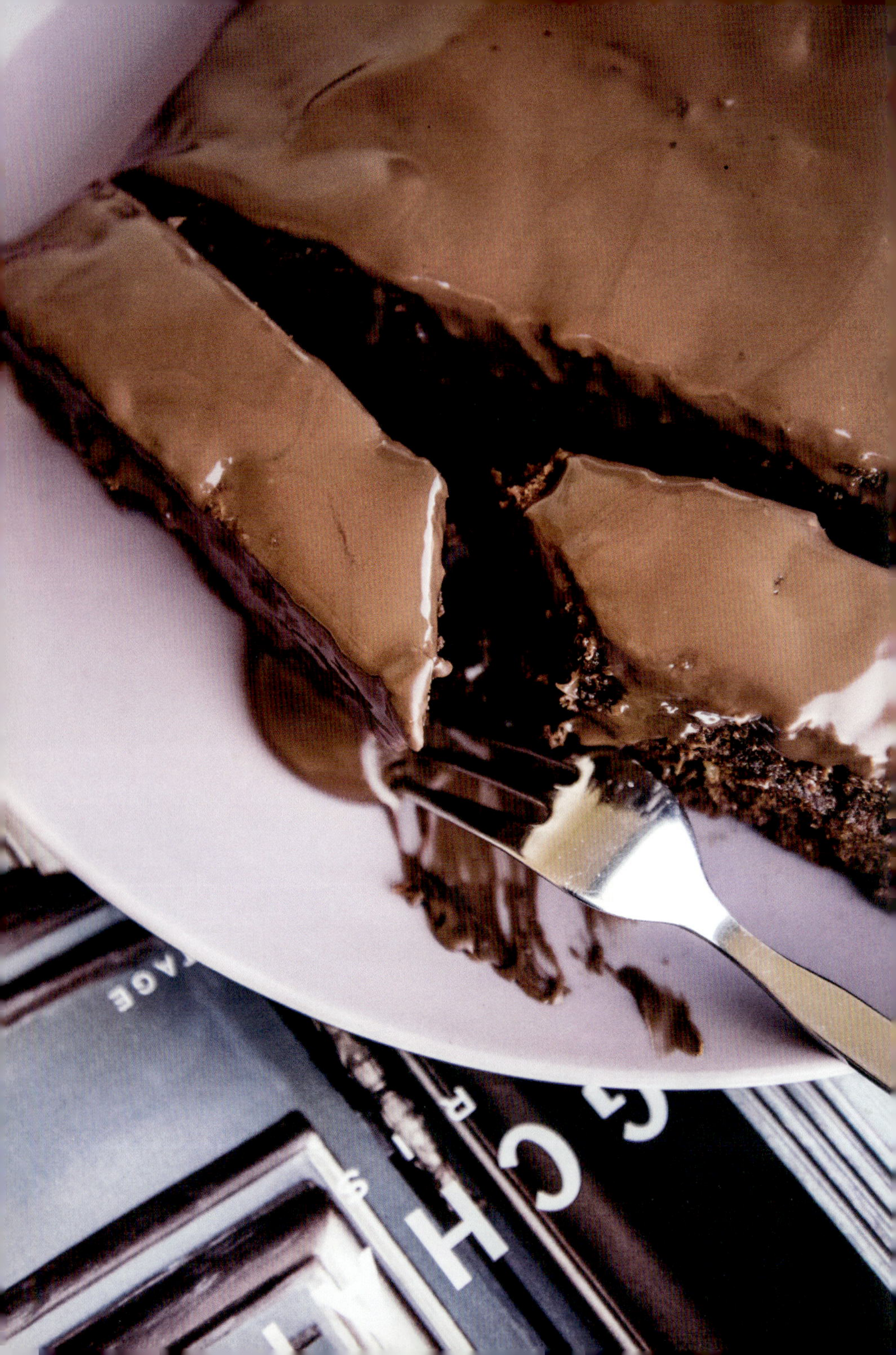

SCHOKOLADENKUCHEN

Zutaten:

- 110 g Butter
- 110 g Zucker
- 5 Eier
- 110 g dunkle Schokolade (gerieben)
- 1 EL Kakao
- 75 g Kartoffelmehl
- 1 Pkg. Backpulver
- 80 g Mandeln (gerieben)
- dunkle Schokoladenglasur

Zubereitung:
Butter schaumig rühren. Zucker, Eigelb hinzugeben, weiter rühren. Dann Mandeln, Schokolade, Kakao und das Backpulver hinzufügen, zuletzt den Eischnee abwechselnd mit dem Kartoffelmehl beigeben. Die Masse in eine Rehrückenform füllen und im vorgeheizten Backofen auf unterer Schiene 1 Std. bei 175° C backen. Mit Schokoladenguss überziehen.

MILCHREISTERRINE MIT MANDARINEN-HEIDELBEER-KOMPOTT

Zutaten für 4–6 Portionen:

- 160 g Reis (Rundkorn)
- 2 EL Zucker
- 500 ml Milch (laktosefrei)
- Schale von 1 Biozitrone
- 1/4 TL Zimt
- 1 Prise Salz
- Mark von 1 Vanilleschote
- 4 Blatt Gelatine
- 250 g Heidel-/Blaubeeren
- 250 g Mandarinen
- 1/8 l Orangensaft
- Zucker nach Geschmack

Zubereitung:
Milch mit Kristallzucker, Vanillemark, Salz, Zimt und Zitronenschale aufkochen. Reis dazugeben und unter Rühren weich dünsten. Vorsichtig die ausgedrückte Gelatine untermengen und die Masse kurz abkühlen lassen. Die Milchreismasse in eine mit Klarsichtfolie ausgelegte Terrinenform füllen und im Kühlschrank über Nacht stocken lassen.
Für das Kompott Heidelbeeren und Mandarinenspalten in Orangensaft kurz köcheln und mit Zucker abschmecken.
Die Terrine aus dem Kühlschrank nehmen und auf ein Brett stürzen, in 2 cm dicke Stücke schneiden und mit dem Kompott servieren.

CRANBERRYBROT

Zutaten:

- 200 g Maisstärke
- 200 g Reismehl
- 12 g Nestargel® (pflanzliches Bindemittel)
- 50 g Butter
- 50 g Zucker
- 50 g Quark/Topfen (laktosefrei)
- 2 Eier
- 16 g Hefe/Germ
- 70 g Cranberrys
- 300 ml Milch (laktosefrei)

Zubereitung:

Nestargel, Maisstärke und Reismehl mischen, in der Mitte eine Vertiefung einarbeiten; Hefe hineinbröckeln, Zucker hinzugeben und mit etwas lauwarmer Milch die Hefe auflösen.

Abdecken, 30 Min. gehen lassen oder kurz bei 750 Watt in die Mikrowelle geben. Alle restlichen Zutaten hinzugeben, nochmals zum „Gehen" in die Mikrowelle geben. Anschließend durchkneten, in eine gefettete Form geben und bei etwa 200° C backen. Am besten eine hitzebeständige Tasse mit Wasser in den Backofen stellen, damit das Brot flaumiger und saftiger wird.

AMARANTH-POPKEKSE

Zutaten:

- ⅔ Tasse gepuffter Amaranth
- ½ Tasse Puder-/Staubzucker
- 1 Tasse Kokosraspeln
- 3 Eiweiß
- 3 TL Ahorn- oder Reissirup

Zubereitung:

Gepufften Amaranth, Zucker und Kokosraspeln vermischen. Eiweiß zum Schnee schlagen und während des Schlagens den Sirup dazugeben. Den Schnee mit den übrigen Zutaten vermischen. Mit einem Teelöffel kleine Häufchen auf dem befetteten Backblech platzieren und im vorgeheizten Backofen bei ca. 175° C 15 Min. hellbraun backen.

ANISSCHÄUMCHEN

Zutaten:

- 1 TL Anissamen
- 2 Eier
- 2 Eigelb
- 125 g Zucker
- 220 g Maisstärke

Zubereitung:

Anissamen mit dem Teigroller zerkleinern. Eier und Eigelb mit Zucker sehr schaumig schlagen. Zum Schluss den Anis einstreuen. Die Stärke esslöffelweise daruntermengen. Die Masse in einen Spritzbeutel mit Lochtülle füllen, Tupfen im Abstand von 5 cm auf ein mit Backpapier belegtes Blech spritzen und über Nacht antrocknen lassen. Im vorgeheizten Backofen (160° C) auf der Mittelschiene 15 Min. backen und auf einem Gitter auskühlen lassen.

BANANEN-HIRSE-KEKSE

Zutaten:

- 2 Bananen
- 125 g Butter
- 250 g Hirsemehl

Zubereitung:
Obst pürieren, mit der Butter verrühren, Mehl untermengen. Mit zwei Teelöffeln kleine Häufchen auf ein mit Backpapier ausgelegtes Backblech setzen und im vorgeheizten Backofen (175° C) 12–15 Min. backen.

Tipp: Anstelle von Hirsemehl kann auch Maismehl verwendet werden.

KAROTTENTORTE

Zutaten:

- 4 Eier
- 200 g Zucker
- 250 g Walnüsse (gemahlen)
- 250 g Karotten (gerieben)
- ¼ Pkg. Backpulver
- ½ Pkg. Vanillezucker
- 50 g Speisestärke (z. B. Kartoffelmehl)
- Puder-/Staubzucker (zum Bestreuen)

Zubereitung:
Eier mit dem Zucker schaumig schlagen, Nüsse und Karotten sowie Backpulver, Vanillezucker und Speisestärke langsam unterheben. Den Teig in eine Springform füllen und im vorgeheizten Backofen (175° C) 45–60 Min. backen. Nach dem Abkühlen mit Puderzucker bestäuben.

Tipp: Statt Puderzucker kann auch eine Zitronenglasur (Puderzucker mit Zitronensaft abrühren) verwendet werden.

QUINOA UND AMARANTH FÜR LECKERMÄULER

Zutaten:

- 4 mittelgroße Bananen
- 80 g Zartbitterschokolade
- 10–12 EL Milch (laktosefrei)
- 4 EL Quinoasamen (geröstet)
- 4 EL gepoppter Amaranth

Zubereitung:
Die geschälten Bananen der Länge nach halbieren und je 2 Hälften in eine Dessertschale legen. Die Schokolade in einem Topf schmelzen, die Milch unterrühren und anschließend die gerösteten Quinoasamen sowie den gepoppten Amaranth hinzufügen. Alles miteinander vermengen und die noch heiße Masse auf die Bananen streichen. Heiß oder kalt servieren.

BUCHWEIZENTORTE

Zutaten:

- 200 g Butter
- 200 g Zucker
- 4 Eier
- 1 Prise Salz
- 200 g Buchweizenmehl
- 2 TL Backpulver
- 200 g Mandeln (gemahlen)
- abgeriebene Schale und Saft von 1 Zitrone
- 250 g Erdbeerkonfitüre/-marmelade
- 30 g Puder-/Staubzucker

Zubereitung:

Butter und Zucker schaumig rühren. Eier trennen. Nach und nach die Eigelb dazugeben. So lange rühren, bis sich der Zucker gelöst hat. Eiweiß mit Salz zu steifem Schnee schlagen.

Eischnee über die Butter-Eier-Masse geben. Buchweizenmehl mit Backpulver, Mandeln und Zitronenschale mischen. Unter den Teig ziehen. Esslöffelweise Zitronensaft hinzufügen. Eine Springform (Durchmesser: 22 cm) mit dem Teig füllen. Auf die unterste Schiene im vorgeheizten Backofen (200° C) schieben, 25–30 Min. backen. Torte auskühlen lassen. 1-mal durchschneiden. Den unteren Boden mit der Konfitüre bestreichen und die Torte wieder zusammensetzen. Mit Puderzucker bestäuben.

ABKÜRZUNGEN

ca.	zirka, ungefähr, etwa
EL	Esslöffel
evtl.	eventuell
g	Gramm
gr.	groß
kl.	klein
l	Liter
Min.	Minuten
ml	Milliliter
Msp.	Messerspitze
Pkg.	Packung
Std.	Stunde/n
Stk.	Stück
TL	Teelöffel

GLOSSAR

Anus	Schließmuskel im Enddarm
Colon	Dickdarm
Disaccharide	Zweifachzucker
Dysmotilität	Gestörte Darmbewegung
Enterotypen	bestimmte Zusammensetzungen von Darmbakterien (Bacteroides, Prevotella oder Ruminococcus)
Endoskopie	Untersuchung des Körperinneren bzw. von Hohlorganen wie Magen oder Darm
Exklusionsdiät	Auslassdiät
FODMAP	kurzkettige Kohlenhydrate; Abkürzung aus „Fermentable Oligosaccharides Disaccharides Monosaccharides And Polyols"
FODMAP-arme Diät	wurde von S. Shepherd und P. Gibson, einem Team der Monash University in Melbourne, Australien 2001, entwickelt
Fruktane	Untergruppe der Oligosaccharide; Ballaststoffe (Fruktooligosaccharide und Inulin), welche in tiefere Darmabschnitte wandern, wo sie bakteriell abgebaut werden und damit zur Symptomatik des Reizdarmsyndroms beitragen
Fruktose	Fruchtzucker
Fruktose-malabsorption	Ungenügende Aufnahme oder Unvermögen des Organismus, Fruktose (Fruchtzucker) aufzunehmen und zu verarbeiten
Galaktooligosaccharide	Galaktane (GOS), Untergruppe der Oligosaccharide; zu den Galaktooligosacchariden, welche am häufigsten in Nahrungsmitteln vorkommen, zählen die Raffinose und die Stacchyose
Galaktose	Schleimzucker
Gastritis	Entzündung des Magens
Gastroskopie	Magenspiegelung
Glukose	Traubenzucker

Ileum	Unterer Teil des Dünndarms
Invagination	Darmeinstülpungen (Intussuszeption)
Jejunum	Oberer Teil des Dünndarms
Laktose	Milchzucker; Form des Zweifachzuckers bestehend aus Traubenzucker und Schleimzucker
Laktose-intoleranz	Ungenügende Aufnahme oder Unvermögen des Organismus, Laktose (Milchzucker) zu verdauen
Mikrobiom	Genetische Gesamtheit aller Bakterien, die in uns leben
Mikrobiota	Gesamtheit der Darmbakterien (= intestinale Mikrobiota)
Mikrovilli	Zellfortsätze, die der Oberflächenvergrößerung des Dünndarms dienen
Monosaccharide	Einfachzucker, Bausteine aller Kohlenhydrate. Fruktose, Glukose und Galaktose gehören zu den Monosacchariden.
Morbus Crohn	eine chronisch-entzündliche Darmerkrankung, die meist in Schüben verläuft. Verschiedene Darmabschnitte können betroffen sein
Nahrungs-mittelzusätze	Farbstoffe (färben Lebensmittel oder geben ihnen ihre Farbe zurück), Konservierungsstoffe, Antioxidationsmittel (verlängern die Haltbarkeit von Lebensmitteln) oder Mehl-behandlungsmittel (werden Mehl oder Teig hinzugefügt, um Backergebnis zu verbessern)
NSAR	nichtsteroidale Antirheumatika
Oligosaccharide	Verbindung mehrerer (bis zu neun) Einfachzucker. Wichtigste Vertreter in unserer Nahrung sind die Fruktane und die Galaktooligosaccharide
Pepsin	Verdauungsenzym im Magen, das hilft, Eiweißhüllen zu knacken
pH-Wert	gibt an, wie sauer oder basisch eine Substanz ist (ein pH-Wert von 0–7 gilt als sauer, 7 als neutral, 7–14 als basisch)
Plattenepithel	plattenartige Zellverbände

Polyole	Zuckeralkohole bzw. Zuckeraustauschstoffe; zu ihnen zählen Sorbit (E420), Mannit (E421), Xylit (E 967), Maltit (E965), Laktit (E966) und Isomalt (E953)
Reizmagen	Schmerzen im Magen, ohne dass ein Geschwür vorliegt; auch Non-Ulcer-Dyspepsie (NUD) oder funktionelle Dyspepsie genannt
Rektum	Mastdarm, Enddarm
Rom-III-Kriterien	diagnostischer Leitfaden für Diagnose von Reizdarmsyndrom
Saccharose	Haushalts- bzw. Kristallzucker
Sonografie	Ultraschall; bildgebendes Verfahren in der Medizin
Ulcus ventriculi	Magengeschwür
viszerale Hypersensitivität	erhöhte Schmerzempfindlichkeit im Bauch
Zuckerersatzstoffe	Süßstoffe; zu ihnen zählen Saccharin, Cyclamat, Aspartam, Acesulfam, Thaumatin, Neohesperidin sowie Sucralose und Aspartam-Acesulfamsalz.

KLEINES KÜCHENLEXIKON

F	
Fisolen	grüne Bohnen
G	
Germ	Hefe
H	
Hülsenfrüchte	stärkehaltige Lebensmittel wie Linsen, Erbsen und Bohnen, welche dem Körper pflanzliches Eiweiß und wertvolle Ballaststoffe liefern
K	
Karotten	Möhren
Kefir	Getränk aus gegorener Milch
Kraut	Kohl
L	
Lauch	Porree
M	
Marillen	Aprikosen
Melanzani	Aubergine
Muskat	ein Gewürz
N	
Nockerl	Klößchen
R	
Rahm	Sahne
Rindsuppe	Fleischbrühe
Rote Rüben	Rote Bete

S	
Sauerrahm	saure Sahne; 15 % Fettanteil
Sellerie	eine Gemüsepflanze
Semmel	Gebäck, Brötchen
Semmelbrösel	Paniermehl
Staubzucker	Puderzucker
Stevia	Süßstoff, aus der Stevia-Pflanze gewonnen

T	
Topfen	Speisequark

V	
Vogerlsalat	Feldsalat

Z	
Zwetschke	Zwetsche, Pflaume

REZEPTÜBERSICHT

GRUNDREZEPTE

BROT

FRÜHSTÜCK & SNACKS

KLEINE SPEISEN & SALATE

SUPPEN & EINTÖPFE

VEGETARISCHE GERICHTE

FLEISCHGERICHTE

FISCHGERICHTE

SÜSSE GERICHTE

NACHSPEISEN, MEHLSPEISEN & KEKSE

LITERATURVERZEICHNIS

Arumugam, M./Raes, J./Pelletier, E. et al.: Enterotypes of the human gut microbiome. Nature, 2011 May 12; 473(7346): 174–80.

Biesiekierski J. R./Rosella, O./Rose, R./Liels, K./Barrett, S. J./Shepherd, S. J. et al.: Quantification of fructans, glacto-oligosacharides and other short-chain carbohydrates in processed grains and cereals. Journal of Human Nutrition and Dietetics 2011, 24(2): 154–176.

Chassaing, B./Koren, O./Goodrich, J. K./Poole, A. C./Srinivasan, S./Ley, R. E./Gewirtz, A. T.: Dietary emulsifiers impact the mouse gut microbiota promoting colitis and metabolic syndrome. Nature. 2015 Mar 5; 519(7541): 92–6.

Cox, L. M./Yamanishi, S./Sohn, J./Alekseyenko, A. V./Leung, J. M./Cho, I./Kim, S. G./Li, H./Gao, Z./Mahana, D./Zárate Rodriguez, J. G./Rogers, A. B./Robine, N./Loke, P./Blaser, M. J.: Altering the intestinal microbiota during a critical developmental window has lasting metabolic consequences. Cell., 2014 Aug 14; 158(4): 705–21.

David, L. A./Maurice, C. F./Carmody R. N./Gootenberg, D.B./Button, J. E./Wolfe, B. E./Ling, A. V./Devlin, A. S./Varma, Y./Fischbach, M. A./Biddinger, S. B./Dutton, R. J./Turnbaugh, P. J.: Diet rapidly and reproducibly alters the human gut microbiome. Nature., 2014 Jan 23; 505(7484): 559–63.

DGE Infothek Fruktosemalabsorption, 2. Auflage, 1. korrigierter Nachdruck, 2012.

DGE Infothek Laktoseintoleranz, 7. Auflage, 2013.

DGE Infothek Leichte Vollkost, 2. Auflage, 2013.

EFSA: Scientific Opinion on lactose tresholds in lactose intolerance and galactosaemia. The EFSA Journal 2010, 8 (9): 1777.

Foster, J. A./McVey Neufeld, K. A.: Gut-brain axis: how the microbiome influences anxiety and depression. Trends Neurosci., 2013 May; 36(5): 305–12.

Gibson, P. R./Shepherd, S. J.: Aliment Pharmacol Ther. 2005, 21(12): 1399–1409.

Halmos, E. P./Power, V. A./Shepherd, S. J./Gibson, P. R./Muir, J. G.: A diet low in FODMAPs reduces symptoms of irritable bowel syndrom. Gastroenterology. [Randomized Controlled Trial Research Support, Non-U.S. Gov't]. 2014 Jan; 146(1): 67–75 e5.

Layer, P. et al.: S3-Leitlinie zum Reizdarmsyndrom: Definition, Pathophysiologie, Diagnostik und Therapie. Gemeinsame Leitlinie der Deutschen Gesellschaft für Verdauungs- und Stoffwechselkrankheiten (DGVS) und der Deutschen Gesellschaft für Neurogastroenterologie und Motilität. Z Gastroenterol 2011; 49: 237–293.

Moshfegh, A. J./Friday, J. E./Goldmann, J. P./Chug Ahuja, J. K.: Presence of Inulin and Oligofructose in the diets of Americans. Journal of Nutrition 1999, 129: 1407–1411.

Muir, J. G./Rose, R./Rosella, O./Liels, K./Barrett, J. S./Shepherd, S. J. et al.: Measurement of Short-Chain Carbohydrates in Common Australian Vegetables and Fruits by High-Performance Liquid Chromatography (HPLC). Journal of Agricultural and Food Chemistry, 2009, 57(2): 554–565.

Muir, J. G./Shepherd, S. J./Rosella, O./Rose, R./Barrett, J. S./Gibson, P. R.: Fructan and Free Fructose Content of Common Australian Vegetables and Fruit. Journal of Agricultural and Food Chemistry, 2007, 55(16): 6619–6627.

Ong, D. K. M. S./Barrett, J. S./Shepherd, S. J./Irving, P. M./Biesiekierski, J. R./Smith, S./Gibson, P. R./Muir, J. G.: Manipulation of dietary short chain carbohydrates alters the pattern of gas production and genesis of symptoms in irritable bowel syndrome. Journal of gastroenterology and hepatology, 2010; 25(8): 1366–1373.

Renner, E./Renz-Schauen, A.: Nährwerttabellen für Milch und Milchprodukte. Verlag B. Renner, Gießen, 1994.

Shepherd, S. J./Gibson, P. R.: Fructose Malabsorption and Symptoms of Irritable Bowel Syndrome: Guidelines for Effective Dietary Management. Journal of the American Dietetic Association, 2006, 106(10): 1631–1639.

Shepherd, S./Gibson, P.: The complete Low-FODMAP Diet: A Revolutionary Plan for Managing IBS and Other Digestive Disorders. 2nd ed. New York: The Experiment LLC, 2013.

Shepherd, S./Muir, J. G./Gibson, P. R.: Dietary Triggers of Abdominal Symptoms in Patients with Irritable Bowel Syndrome: Randomizies Placebo-Controlled Evidence. Clinical Gastroenterology and Hepatology. 2008; 6(7): 765–771.

Souci, S./Fachmann, W./Kraut, H.: Die Zusammensetzung der Lebensmittel-Nährwert-Tabellen. 7. revidierte und ergänzte Auflage. Medpharm Scientific Publishers, Stuttgart, 2008.

Staudacher, H. M./Irving, P. M./Lomer, M. C./Whelan, K.: Mechanisms and efficacy of dietary FODMAP restriction in IBS. Nat REv Gastronenterol Hepatol, 2014.

Staudacher, H. M./Lomer, M. C./Anderson, J. L./Barrett, J. S./Muir, J. G./Irving, P. M. et al.: Fermentable carbohydrate restriction reduces luminal bifidobacteria and gastrointestinal symptoms in patients with irritable bowel syndrome. The Journal of nutrition. [Randomized Controlles Trial Research Support, Non-U.S. Gov't]. 2012 Aug; 142 (8): 1510–1518.

Staudacher, H. M./Whelan, K./Irving, P. M./Lomer, M. C.: Comparison of symptom response following advice for a diet low in fermentable carbohydrates (FODMAPs) versus standard dietary advice in patients with irritable bowel syndrome. J Hum Nutr Diet., 2011 Oct; 24(5): 487–495.

Terler, E.: Ernährung bei Zöliakie. Wilhelm Maudrich Verlag, Wien, 2013

Turnbaugh, P. J./Ley, R. E./Mahowald, M. A./Magrini, V./Mardis, E. R./Gordon, J. I.: An obesity-associated gut microbiome with increased capacity for energy harvest. Nature, 2006 Dec 21; 444(7122): 1027–31.

Weiß, I./Gasche, C.: Ernährung bei Eisenmangel. Wilhelm Maudrich Verlag, Wien, 2013.

Whelan, K./Abrahmsohn, O./David, G. J. P. et al.: Fructan content of commonly consumed wheat, rye and gluten – free breads. International Journal of Food Science and Nutrition, 2011; Early Online 1–6.

Internetquellen

http://shepherdworks.com.au/

https://www.dzg-online.de/files/brotrezepte_mit_hefe.pdf

https://webgate.ec.europa.eu/sanco_foods/main/?event=display

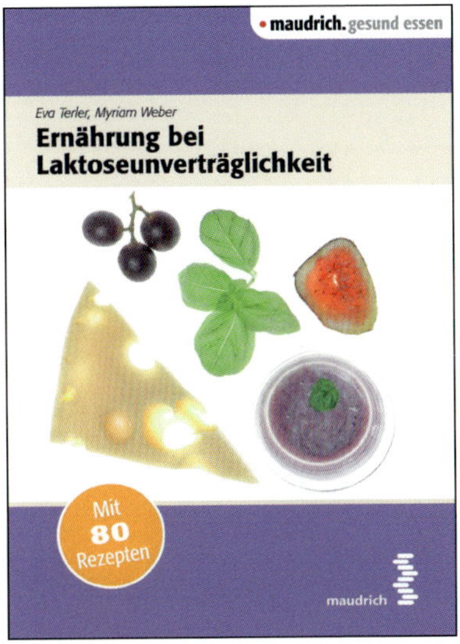

Eva Terler, Myriam Weber

Ernährung bei Laktoseintoleranz

maudrich.gesund essen

maudrich 2014
96 Seiten, 4-farbig, Klappenbroschur
EUR 14,90 (A) / EUR 14,50 (D) / sFr 19,90 UVP
ISBN: 978-3-85175-997-6

Genussvoll essen trotz Laktoseintoleranz

Beschwerdefrei leben trotz Unverträglichkeit, ohne auf Lieblingsspeisen verzichten zu müssen? Mit den richtigen Rezepten kein Problem!
Dieser Ratgeber zeigt Ihnen, was Ihre Unverträglichkeit bedeutet, welche Lebensmittel Ihnen guttun und welche Sie bei Beschwerden meiden sollten. Mit vielen Tipps und zahlreichen Rezepten vom Frühstücksmüsli über Fischcurry, Rostbraten und Gemüsepizza bis zum cremigen Eisdessert.

Ihr Plus
- Über 80 schmackhafte Rezepte
- Tipps zu Vermeidung und Ersatz von Laktose
- Praktische Empfehlungen, u.a. für das Essen unterwegs und im Restaurant
- Wissenswerte medizinische Hintergrundinfos

maudrich

Hinweis

Zugunsten der leichteren Lesbarkeit wurde auf eine durchgehend genderneutrale Schreibweise verzichtet. Selbstverständlich sind aber auch dort, wo nur eine Form genannt ist, beide Geschlechter gemeint.

Bildnachweis:
S. 14, 15, 18, 23, 24, 33, 34, 36, 41, 42, 46, 53, 55, 56, 59, 64, 66, 68, 70, 72: fotolia.com
S. 20, 27: istockphoto.com
S. 45: neomed-gmbh.de
S. 96, 100, 104, 110, 114, 116, 120, 124, 128, 132: Victoria Posch, www.victoriaposch.com

Lektorat: Sigrid Nindl, Wien
Satz: Florian Spielauer, Wien
Umschlagbild. Christoph Rosenberger Photography, Wien
Covergestaltung: grafik:design Manfred Kriegleder, Wien
Druck: Ferdinand Berger & Söhne, Horn
Printed in Austria
ISBN 978-3-99002-001-2